中医诊法
基/本/技/能/实/训

主　编　李福凤

副主编　薛晓琳　胡志希　许家佗

主　审　王忆勤　张伟荣　何建成

上海科学技术出版社

图书在版编目（CIP）数据

中医诊法基本技能实训/李福凤主编. —上海：
上海科学技术出版社，2017.4（2021.11重印）
ISBN 978-7-5478-3473-2

Ⅰ.① 中…　Ⅱ.① 李…　Ⅲ.① 中医诊断学　Ⅳ.
① R241
中国版本图书馆CIP数据核字（2017）第040823号

中医诊法基本技能实训
主　编　李福凤
副主编　薛晓琳　胡志希　许家佗
主　审　王忆勤　张伟荣　何建成

上海世纪出版（集团）有限公司
上海科学技术出版社 出版、发行
（上海市闵行区号景路 159 弄 A 座 9F-10F）
邮政编码 201101　　www.sstp.cn
当纳利（上海）信息技术有限公司印刷
开本 787×1092 1/16　印张 11
字数 220千字
2017年4月第1版　2021年11月第3次印刷
ISBN　78-7-5478-3473-2/R·1330
定价：55.00元

_____

编委会名单

主 编

李福凤（上海中医药大学）

副主编

薛晓琳（北京中医药大学） 胡志希（湖南中医药大学）
许家佗（上海中医药大学）

主 审

王忆勤（上海中医药大学） 张伟荣（上海中医药大学）
何建成（上海中医药大学）

编 委
（以姓氏笔画为序）

于志峰（天津中医药大学） 车志英（河南中医药大学）
甘慧娟（福建中医药大学） 田 茸（成都中医药大学）
付晶晶（上海中医药大学） 刘晓谷（浙江中医药大学）
李洪娟（北京中医药大学） 张伟妃（上海中医药大学）
张瑞义（上海中医药大学） 周 飞（复旦大学附属浦东医院）
顾亦棣（上海中医药大学） 徐 征（南京中医药大学）
高 明（上海中医药大学） 程绍明（江西中医药大学）

秘 书

李 雪（上海中医药大学）

前　言

随着高等中医药教育教学改革的不断深化,强化实践教学环节,提高学生动手能力,培养学生运用中医思维解决临床问题的能力,已成为高等中医药教育工作者的共识。中医诊法临床技能培训在中医传统教育中占有重要地位。中医诊法基本技能的培养和训练是中医药大专院校医学生进一步学习临床各科的基础,是连接中医药学基础理论与临床技能的桥梁,是中医临床技能培训的基础。

中医实训教材是中医药高等学校的一项基本建设工作,是提高实训教学质量,实现人才培养目标的重要保证。上海中医药大学为了全面贯彻国家的"深化教育领域综合改革"的精神,培养符合新时期中医药事业发展要求的应用型和创新型人才,以精品课程建设的成果为依托,通过立项形式进行实训教材建设。2015年在上海中医药大学教务处统一规划下,组织编写了校级特色实践技能教材《中医诊法基本技能实训》。其宗旨是规范中医学生的中医诊法操作能力,将中医四诊客观化研究的最新成果引入实训教学,提高学生的动手能力,补充课堂教育的不足,拓展实践教学视野,进而提高中医人才诊疗水平。

《中医诊法基本技能实训》由上海中医药大学教学团队组织有关专家编写而成,旨在提高中医学及相关专业学生的实践动手能力,规范中医临床诊断的过程与方法,突出创新意识,强化案例教育,以激发学习者的创造性思维。通过对实训目的、实训内容、重点难点、实训操作方法、实训小结详细分析说明,阐明各部分主要内容,通过相应的图片及案例进行技能训练,致力于提高学生的辨证论治及实践技能。

在本教材的编写过程中,主审、副主编对全书进行认真的审阅修订,谨在此表示感谢! 感谢顾亦棣老师提供的部分望诊图片!

本教材的编写与出版全程得到了上海科学技术出版社的直接指导和大力支持,谨此致谢!

李福凤

2016年12月

编写说明

　　《中医诊法基本技能实训》是中医基础理论和各门临床学科之间的桥梁，主要是加强中医"望、闻、问、切"四诊等实践技能的培训和四诊量化技术的实训应用。其特点是实践性强，技能要求比较高。一方面，从实践角度强化学生对基础理论知识的学习，规范中医诊法技能操作；另一方面，从研究角度拓展学生对中医四诊客观化研究的认识和实际应用。

　　本教材是在上海中医药大学自编实训讲义的基础上，经过20余年的教学实践，总结各兄弟院校在中医诊法实训教学方面的经验，与兄弟院校的中医诊断学专家联合编写。本教材分为纸质版和网络版，纸质版内容分为上、下两篇，上篇强化传统中医诊法基本操作技能的训练，下篇突出中医四诊量化技术研究成果的实训应用。网络版主要为大量临床案例图片和操作视频，供学习者直接观看和体会。

　　本教材脉诊基本技能训练部分由李福凤编写，望神、色、形、态由付晶晶编写，局部望诊由徐征编写，望舌由甘慧娟编写，望小儿指纹由车志英编写，闻诊基本技能训练由刘晓谷编写，问诊基本技能训练由薛晓琳编写，按诊基本技能训练由田莘编写，望诊实验由李福凤、胡志希、许家佗、程绍民、张伟妃编写，脉诊实验由许家佗、张瑞义编写，按诊实验由于志峰编写，其他诊法实验由高明、李洪娟编写，谨在此表示感谢。

　　本教材以实用为原则，对于中医临床五年制所有专业、七年制所有专业、中西医结合专业、针推专业都有很好的适用性。

　　本教材是在多年中医诊断教学训练的基础上进行的尝试和创新，缺点和错误在所难免，恳请专家同道和广大师生提出宝贵意见，以便再版时修订完善。

《中医诊法基本技能实训》编委会

2016年12月

目　录

上篇　中医诊法基本技能操作规范

下篇　中医诊法量化检测技术的应用

上篇

中医诊法基本技能
操作规范

如何强化实践教学环节,提高学生的动手能力,培养学生运用中医思维解决临床问题的能力,已经成为中医高等教育急需解决的重大问题。

传统的中医教学主要采取师承模式,学生的学习过程以临床实践为主,先有感性认识,掌握扎实的基本功,之后学习经典,培养中医临床思维,实现理论与实践紧密结合。当中医进入高等教育之后,临床技能的训练除了课堂理论教学之外,很重要的就是通过临床见习和实习。20世纪80年代以来,一些医学院校陆续开设了部分"中医诊断实验课",但总体来说,对于提高学生的临床诊断水平收获甚微。因此,有必要采取一定措施,帮助学生在大学阶段尽快掌握必备的中医诊法技能。

中医诊法基本技能实训课程的开设,一方面可以从实践角度强化学生对基础理论知识的学习,提高学生的学习兴趣,提高学生诊断基本技能,有效地预防和改善学生动手能力弱、临床能力差、中医辨证思维弱化等问题,促进其对中医诊断学课程的全面把握;另一方面又可解决临床实习中存在的某些缺陷,补充课堂教学与临床实践脱节的不足,进而提高实习质量,提高中医人才诊疗水平。

一、中医诊法技能训练的意义

"望、闻、问、切"四诊是中医诊断疾病的基本方法。通过四诊对病情资料进行全面收集,获得判断病种、辨别证候的可靠依据,才能准确地分析病机、得出正确的诊断,继而指导治疗。而望、闻、问、切四诊各自有着独特的操作技能,能否正确地掌握其基本技能,决定着诊法的正确运用,直接影响到病情资料的收集、疾病变化的分析和诊断结论的正误,进而关系到患者的健康与生命。因此,四诊技能是每位中医药院校学生和临床中医师所必须掌握的基本技能,只有正确地掌握、规范地操作、熟练地运用,才能及时、准确地发现和把握各种症状、体征的特点,全面地收集病情。

实践教学能更好地规范学生的操作技能,也能较好地避免部分临床医生在中医带教方面的不规范。通过带教老师的规范教学和不断的实训强化,保证学生正确掌握中医临床技能与操作。通过实训教学既要使学生获得知识，活跃思维，强化对理论知识的理解和掌握，又要培养学生的基本技能和专业技术技能，从而使学生具备从事中医工作的职业素质和能力。

二、四诊技能训练的内容与要求

从中医专业培养目标出发，注重临床实训技能训练。本篇主要根据中医诊法技能训练的实际特点，借鉴标准化实验操作规程SOP的理念，配以临床案例图片与医生操作图片或视频，以更为生动形象的方式强化训练学生的望、闻、问、切四诊技能和相关规范化操作方法。每章根据重点内容分列不同的实训项目，每一个实训项目中按实训目的、实训内容、重点难点、实训操作方法及实训小结进行编写。其中实训操作方法为重点，以操作要点、示教及案例训练为主。操作要点由文字与图片相结合；示教可播放相关操作视频，也可指导教师与学生现场配合完成，旨在通过训练，掌握正确的操作规范，杜绝错误的操作现象；案例训练是采用临床真实案例，对实训操作和思辨进行训练，注重症状和证候的鉴别，以方便教师实习带教和学生临床实习。

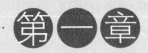

第一章
望诊基本技能训练

　　望诊是医生运用视觉对患者全身和相关部位以及排出物等进行有目的地观察,以收集临床资料,了解病情,诊断疾病的方法。望诊的"望"是观察,不但有"观",还要有"察"。进行望诊时,先对患者整体观察以获得患者健康状态的总体印象,再进行既全面又有重点的局部望诊。望诊时,医生运用视觉对患者神、色、形、态等进行有目的、有次序地观察,运用中医学司外揣内、见微知著、以常达变的原理,来测知异常变化与病因。

实训一　望神色形态

【实训目的】

　　(1)掌握全身望诊(望神、色、形、态)的操作方法及注意事项。

　　(2)熟悉神、色、形、态常见病理改变及其临床意义。

【实训内容】

　　(1)望神、望色、望形、望态的操作要点。

　　(2)常见神、色、形、态病理改变的特征表现。

　　(3)结合案例分析辨别常见神、色、形、态病理改变的临床意义。

【重点难点】

（1）神的分类判断及假神的诊断。

（2）面色色调、光泽的观察判断及五色主病。

（3）动静姿态变化的一般规律及对于"猝然昏倒"的分类判断。

【实训操作方法】

一、操作要点

（一）全身望诊（望神、色、形、态）的操作方法

1. 望神

（1）望神通常在刚接触患者时，通过短暂且有重点的观察做出对"神"的初步判断，医者需以神会神，用心体会，一会即觉，切忌过泥。

（2）望神主要从眼神、神情、气色、体态四个方面进行观察（见表1-1）。

2. 望色

（1）重点观察面部皮肤的色调（青、赤、黄、白、黑）及光泽（荣润/枯槁）的变化。

（2）先整体观察面部的色泽变化，再观察面部不同区域的色泽变化。

（3）适当应用比较法辨别病色：① 患者面色与周围健康人群常色的比较观察。② 患者面色与自身其他部位正常肤色的比较观察。

3. 望形态

（1）望形体主要从患者的形体强弱、胖瘦及体质类型三个方面观察。

表1-1　望神观察重点

观 察 条 目	观 察 重 点
眼　神	目光明亮度
	眼球运动
神　情	神　志
	表　情
气　色	皮肤（以面部为主）颜色
	皮肤（以面部为主）光泽
体　态	形体强弱胖瘦
	动作灵活与否

（2）望姿态主要从患者的坐形、卧式、立姿、行态以及有无异常动作等方面进行观察。

（二）全身望诊（望神、色、形、态）的注意事项

1. 温度　诊室温度过低或者过高，均会影响患者皮肤色泽以及肌肉状态，掩盖病情真相，因此全身望诊应在适宜的诊室温度下进行。

2. 光线　望诊应在自然、柔和、充足的自然光线下进行，如自然光线不足，也可借助室内日光灯进行观察，但应注意室内光源给面色带来的影响，切勿使用有色光源，必要时可在自然光线下复查。

3. 受检部位充分暴露　望诊时应指导患者选择适当的体位，充分暴露受检部位，且应排除化妆等对面色的影响。

4. 注意其他非疾病因素的影响　望诊时应注意遗传、种族、季节、环境、情绪、饮酒等因素对神色形态的影响。

5. 隐私保护　望诊时应注意保护患者的隐私。

（三）全身望诊（望神、色、形、态）的主要观察内容

1. 望神　神按其表现不同可分为得神、少神、失神、假神和神乱五种（见表1-2）。

2. 望色

（1）常色与病色：面色分为常色和病色，常色应注意区分主色和客色，病色应辨别善色与恶色（见表1-3）。

（2）五色主病：病色有青、赤、黄、白、黑五种，分别提示不同脏腑和不同性质的疾病（见表1-4）。

表1-2　神的分类

神的分类	临床表现	临床意义
得神	目光明亮，目珠灵动，神志清楚，表情自然，面色荣润，含蓄隐隐，形体适中，体态自如	正气充足，脏腑精气充盛
少神	两目乏神，目珠少动，神志清楚，精神不振，面色少华，形体瘦削，或虽胖而肌肉松软，动作迟缓	正气不足，脏腑精气轻度损伤
失神	目光晦暗、呆滞，精神萎靡，或神志昏迷，表情淡漠，面色无华，语声低微或错乱，呼吸微弱，形体羸瘦，动作艰难	正气大伤，脏腑精气衰竭
假神	目光晦暗、呆滞，突然转亮、浮光外露；神志昏迷突然变为神志清楚，精神躁动；不能语言，突然变为言语不休；面色晦暗，突然颧赤如妆；毫无食欲，突然变为思食索食，食欲增强	正气将脱，脏腑精气衰竭
神乱	常见焦虑恐惧、悲伤抑郁、狂躁妄动、抽搐神昏等	多见于癫病、狂病、痫病、脏躁等

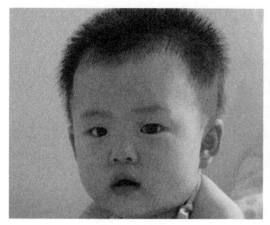

图1-1　得神

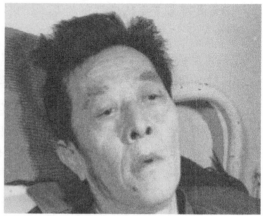

图1-2　少神

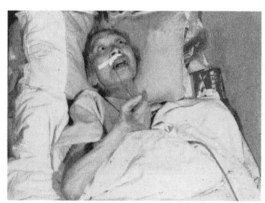

图1-3　失神

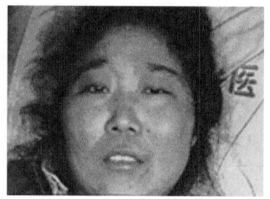

图1-4　假神

表1-3　常色与病色的特征

类　型	特　　　　　点
常色	主色：与生俱来，一生基本不变的面部色泽，通常与种族或遗传因素有关
	客色：非疾病因素所致的短暂的面色变化，如随着季节推移、时辰变化、地理环境、饮食情绪等因素的影响
病色	善色：病色虽显但尚有光泽，表明脏腑精气未衰，胃气尚能上荣于面，多属新病、轻病、阳证，预后较好
	恶色：病色暴露而晦暗、枯槁，是真脏色外露，表明脏腑精气衰败，胃气不能上荣于面，多属久病、重病、阴证，预后较差

表1-4　五色主病

颜色	临 床 意 义
青	寒证、痛证、气滞、血瘀和惊风
赤	热证：满面通红——实热；两颧潮红——虚热
	戴阳证：原本面色晦暗,突见两颧泛红如妆
黄	脾虚：萎黄(面色淡黄无光泽)——脾胃虚弱,气血不足；黄胖(面色黄而虚浮)——脾虚湿盛
	湿证：阳黄(黄疸者颜色鲜明如橘皮)——湿热；阴黄(黄疸者颜色晦暗如烟熏)——寒湿
白	虚证、寒证、失血：淡白无华——气血亏虚或失血证；㿠白(面色白而虚浮)——阳虚水泛
黑	寒证、痛证、血瘀(面色黧黑,肌肤甲错)、肾虚(面黑而暗淡——肾阳虚；面黑而干焦——肾阴虚)、水饮(眼眶周围色黑——肾虚水饮或寒湿带下)

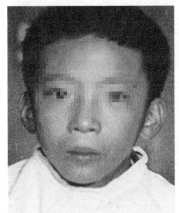

图1-5　面青

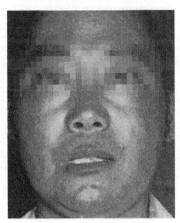

图1-6　满面通红

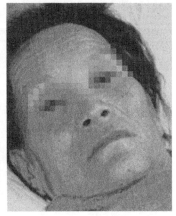

图1-7　两颧红

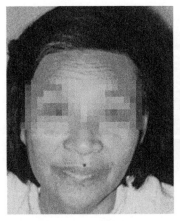

图1-8　面色萎黄

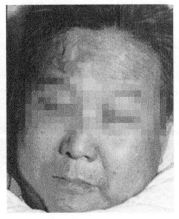

图1-9　面色苍黄

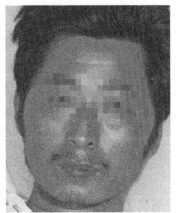

图1-10　阳黄

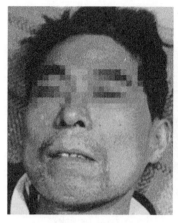

图1-11　阴黄

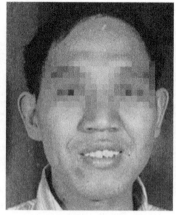

图1-12　面色苍白

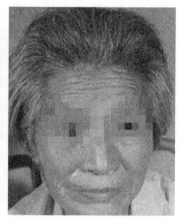

图1-13　面色淡白

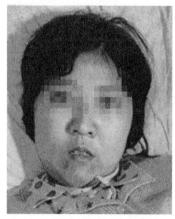

图1-14　面色㿠白

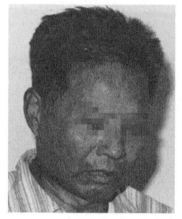

图1-15　面色黑

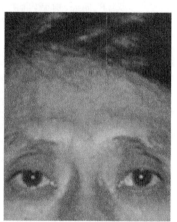

图1-16　眼眶黑

3. 望形体

（1）形体强弱（见表1-5）。

表1-5　形体强弱鉴别表

类型	临 床 表 现	临 床 意 义
体强	骨骼粗大、肌肉充实、皮肤润泽、胸廓宽厚、精力充沛、食欲旺盛	内脏坚实、气血旺盛、抗病力强、患病易愈
体弱	骨骼细小、肌肉瘦削、皮肤枯槁、胸廓狭窄、精神不佳、食欲不振	内脏脆弱、气血不足、抗病力弱、患病难愈

（2）形体胖瘦（见表1-6）。

表1-6　形体胖瘦鉴别表

形　体		临　床　意　义
体　胖	常　态	形气有余：体胖能食，肌肉坚实，神旺有力
	病　态	形盛气虚：体胖食少，肌肉松弛，神疲乏力
体　瘦	常　态	形体虽瘦，但筋骨、肌肉坚实，精力充沛，饮食正常
	病　态	体瘦食多——中焦有火 体瘦食少——中气虚弱 体瘦颧红——阴虚火旺

（3）体质类型（见表1-7）。

表1-7　体质类型表

类　型	表　现	临　床　意　义
阴脏人	体形矮胖，头圆颈粗、肩宽胸厚、体多后仰	阴盛阳虚
阳脏人	体形瘦长，头长颈细、肩窄胸平、体多前屈	阳盛阴虚
平脏人	体形胖瘦适中	阴阳平衡，气血调匀

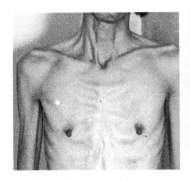

图1-17　消瘦

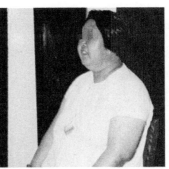

图1-18　肥胖

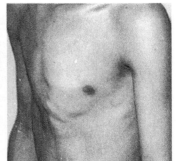

图1-19　鸡胸

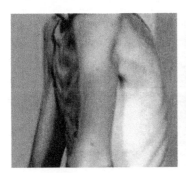

图1-20　扁平胸

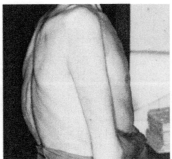

图1-21　桶状胸

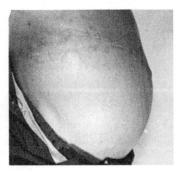

图1-22　鼓胀

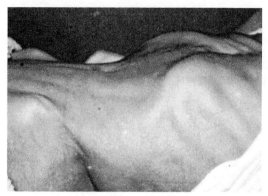

图1-23　舟状腹

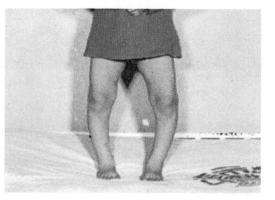

图1-24　"O"形腿

4. 望姿态

（1）动静姿态（见表1-8）。

表1-8　动静姿态的异常表现及病机

动静姿态	表　　现	病　　机
坐姿	坐而喜俯，咳喘少气	肺虚气少
	坐而喜仰，胸胀气粗	肺实气逆
	但坐不得卧，卧则气逆	咳喘肺胀，或饮停胸腹
	但卧不能坐，坐则神疲晕眩	眩晕病，或夺气失血
卧姿	卧时向外，身轻能自转侧	热证、实证、阳证
	卧时向内，身重难以转侧	寒证、虚证、阴证
	卧时蜷曲成团	阳虚怕冷
	卧时仰面伸足	阳盛发热
立姿	站立不稳，其态似醉，并见眩晕	肝风内动
	不耐久站，站立时常欲依靠他物支撑	气血虚衰
行姿	行走之际，突然停步，以手护心，不敢行动	真心痛
	以手护腰，弯腰曲背，行动艰难	腰腿病
	行走时身体震颤不定	肝风内动

（2）异常动作（见表1-9）。

表1-9 异常动作及临床意义

异 常 动 作	临 床 意 义
手足颤动	热盛动风或虚风内动
手足蠕动	虚风内动
四肢抽搐	热极生风,或肝风夹痰所致,见于小儿惊风或痫病
角弓反张	热极生风,多见于破伤风及小儿惊风
循衣摸床,撮空理线	多因邪热亢盛,耗伤心阴,或久病大虚,元气将脱所致,为失神的恶候,属病危
手足软弱无力,活动受限而无痛	痿病
关节疼痛,活动困难者	痹证
卒然昏倒,四肢抽搐,口吐白沫,口中发出猪羊叫声,醒后如常人	痫病
卒然昏倒,四肢厥冷,呼吸自续	厥病
盛夏卒倒,伴面赤汗出者	中暑
卒然昏倒,半身不遂,口眼喎斜,语言不利者	中风病

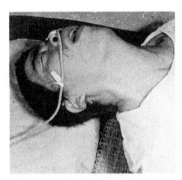

图1-25 项强反折

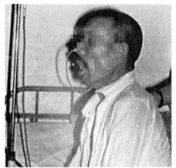

图1-26 喘息不得卧

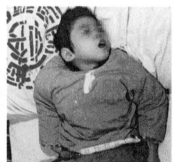

图1-27 肢体强直

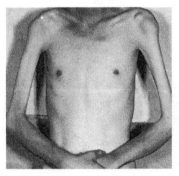

图1-28 痿证

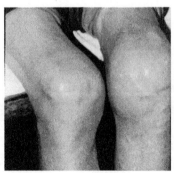

图1-29 痹证(1)

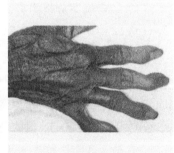

图1-30 痹证(2)

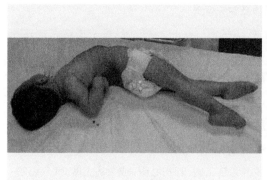

图1-31　角弓反张

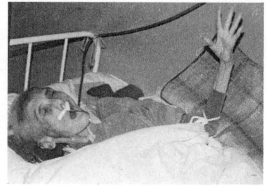

图1-32　循衣摸床，撮空理线

二、示教

（1）由带教老师选择一名健康学生，带教老师一边讲解望神、色、形、态的操作方法及注意事项，一边演示。

（2）带教老师利用相关图片及视频，演示神、色、形、态常见的临床表现。

（3）学生分组练习，互相观察神、色、形、态，并由带教老师进行规范指导。

三、案例训练

 案 例 1

王某，男，61岁。3年前突发头面眼睑水肿，血尿，诊断为"急性肾小球肾炎"，治疗后缓解，其后浮肿反复发作。近期又因工作劳累过甚，病势大发，百余日来下肢浮肿甚，按之凹陷不起，并伴有头面眼睑浮肿，终日不消，头晕，胸闷气短，腰部酸胀，纳差怕冷，神疲乏力，大便时稀，小便量少，面色晦暗，眼眶周围色黑尤为明显，舌淡，苔白滑，脉象沉细。

思考题：

（1）结合病案分析患者出现该面色的临床意义。

（2）肾虚患者面色常见的病理改变有哪些？

答案：

（1）面色晦暗、眼眶周围色黑，常提示肾虚水饮或寒湿带下，根据患者的临床表现分析，下肢浮肿、腰酸等症状提示病位在肾，气短、畏寒、神疲乏力、便溏等症状提示患者阳虚内寒，故结合病案分析，患者该面色提示肾阳虚水泛。

（2）肾虚患者临床上常见面色黑，除上述眼眶周围色黑外，尚有面色黑而暗淡，并伴有腰膝酸冷、畏寒肢冷者多为肾阳虚，面色黑而干焦，伴腰膝酸软、遗精耳鸣者多为肾阴虚。

案 例 2

张某,男,45岁。近3年来出现体重逐渐增长的情况,现体重88 kg(身高170 cm),尤其腹部肥胖较为明显。自述食欲近年来逐渐减退,纳谷不馨,常有食后腹胀,大便稀溏,平素体力不佳,少动懒动,稍动则气喘、汗出,睡眠、小便无异常,舌淡,苔白滑,脉沉迟无力。

思考题:

(1)该患者形体肥胖、食欲不佳属于何种现象,其原因为何?

(2)形体肥胖者易患何种疾病?

答案:

(1)该患者体胖食少、肌肉松弛、神疲乏力,为"形盛气虚",多因脾虚不能运化水湿,聚湿生痰,痰湿充斥形体所致。

(2)体胖食少形盛气虚者,脾虚不运,聚湿生痰,故有"胖人多气虚""肥人湿多""肥人多痰"之说,由于痰湿内阻,影响气血的周流,故肥胖之人易于罹患中风、胸痹等病证。

【实训小结】

(1)结合实训掌握望神的方法,通过短暂且有重点(眼神、神情、气色、体态)的观察做出对"神"的初步判断,以神会神,一会即觉;此外,需注意假神(在整体病情恶化的基础上突然出现局部和暂时的"好转"假象)与重病好转(精神逐渐好转,与整体状况好转相一致)的区别。

(2)通过实训掌握望色的方法(观察面部色调与光泽的变化)与重点(五色主病),并结合临床实际,通过比较辨别病色,以常衡变,同时注意望面色须与观察全身其他部位色泽形态变化相结合,防止重要体征被遗漏而导致误诊。

(3)通过实训掌握望形体、望姿态的方法,重点从形体强弱胖瘦、体质类型等方面观察形体;不同疾病虽有不同的体位和姿态,但基本符合"动者、强者、仰者、伸者,多属阳、热、实;静者、弱者、俯者、屈者,多属阴、寒、虚、动者"这个一般诊断规律,临证时亦需结合临床实际判断。

(4)全身望诊是医者运用视觉观察患者神、色、形、态的变化,故应注意光线、气候、温度等外在环境的影响,同时也不能忽略遗传、种族、情绪等非疾病因素对神色形态的影响;此外,在临床上应运用发展的眼光动态观察病理变化,借以推测疾病的轻重预后。

(5)望神、望色、望形态在观察时虽各有侧重,但总属于全身望诊,临床观察时可有序进行,但不能相互割裂,须知"神为形之主,而形为神之舍",临床实际运用时应做到神形合参;此外,望、闻、问、切四诊也是从不同角度诊察病情和收集临床资料,各有其独特的方法和意义,须四诊合参,才能全面、详尽地获取诊断所需的临床资料。

实训二 望 局 部

局部望诊包括望头面、五官、躯体、四肢、二阴、皮肤等。局部望诊是在全身望诊的基础上，根据病情和诊断的需要，对患者的某些局部进行深入、细致地观察，以测知相应脏腑的病变情况。由于人体是一个有机整体，全身的病变可反映于相应局部，局部的病变也可影响于全身，故观察局部的异常变化，有助于了解整体的病变。局部望诊时，要熟悉所望部位的生理特征及其与脏腑经络的内在联系，将病理体征与正常表现相比较，并联系其与脏腑经络的关系，结合其他诊法，从整体角度进行综合分析，以认识局部病理体征所提示的临床意义。

【实训目的】

（1）掌握局部望诊（望头面、五官、躯体、四肢、二阴、皮肤）的操作方法及注意事项。

（2）熟悉头面、五官、躯体、四肢、二阴、皮肤常见病理改变及其临床意义。

【实训内容】

（1）望头面、望五官、望躯体、望四肢、望二阴、望皮肤的操作要点。

（2）常见头面、五官、躯体、四肢、二阴、皮肤病理改变的特征表现。

（3）结合案例分析辨别常见头面、五官、躯体、四肢、二阴、皮肤病理改变的临床意义。

【重点难点】

（1）小儿囟门的常见病理改变及其临床意义。

（2）眼目的常见病理改变及其临床意义。

（3）颈项的常见病理改变及其临床意义。

（4）皮肤的常见病理改变及其临床意义。

【实训操作方法】

一、操作要点

（一）局部望诊（望头面、五官、躯体、四肢、二阴、皮肤）的操作方法

1. 望头面　望头部重点观察头颅的大小、外形、囟门、动态以及头发的色泽与分布等情况。必要时测量头围（头部通过眉间和枕骨粗隆的横向周长）及囟门大小。

望面部重点关注面容异常及其临床意义。

2. 望五官　望目重点在望目色、目形及目态的异常变化。

望鼻应注意鼻的色泽、形态及鼻道的异常变化。

望耳主要观察耳的色泽、形态及耳道的异常变化。

望口唇主要观察色泽、形态与动态的变化。

望齿与龈应注意其色泽、润燥、动态等情况。

望咽喉主要注意其形色和脓液等变化。

3. 望躯体　望颈项应注意观察其外形有无包块及颈项动态等。

望胸胁应注意观察胸廓外形和呼吸运动有无异常等。

望腹部应注意观察其外形、动态变化。

望腰背部应重点观察脊柱及腰背部有无形态异常及活动受限。

4. 望四肢　望四肢主要观察四肢的形色和动态变化。

5. 望二阴　望男性前阴应观察阴茎、阴囊和睾丸是否正常,有无硬结、肿胀、溃疡和其他异常的形色改变;望女性前阴应观察阴阜、大阴唇、小阴唇有无畸形、红肿和异常分泌物等,必要时可用阴道窥镜观察阴道内及子宫颈口的情况。

观察后阴时,可嘱患者侧卧位,双腿尽量前屈靠近腹部,使肛门充分暴露。检查者用双手将臀部分开,即可进行观察。注意肛门部位有无红肿、痔疮、肛裂、瘘管及其他病变,必要时结合肛管直肠指诊及借助相关仪器进行检查。

6. 望皮肤　望皮肤应注意其色泽、形态的变化,以及皮肤特有的病证,如斑、疹、痘、痛、疽、疔、疖等。

(二)局部望诊(望头面、五官、躯体、四肢、二阴、皮肤)的注意事项

1. 温度　诊室温度过低或者过高,均会影响局部色泽,因此局部望诊应在适宜的诊室温度下进行。

2. 光线　望诊应在自然、柔和、充足的自然光线下进行,勿使用有色光源。

3. 受检部位充分暴露　应指导患者选择适当的体位,充分暴露受检部位。

4. 隐私保护　应注意保护患者的隐私权,避免围观。对女性前阴的诊察要有明确的适应证,由妇科医生负责检查,男医生需在女护士陪同下进行。

(三)局部望诊的主要观察内容

1. 望头面　包括望头形、望囟门、望头发、望面部(见表1-10～1-13)。

表1-10　望头形

临　床　表　现	临　床　意　义
小儿头颅膨大呈圆形,面部较小,伴智力低下	巨颅。先天不足,肾精亏损,水液停聚于脑

（续表）

临 床 表 现	临 床 意 义
小儿头颅狭小，顶部尖突高起，颅缝早合，伴智力低下	小颅。先天肾精不足，颅骨发育不良
小儿前额左右突出，头顶平坦，颅呈方形	方颅。肾精不足，或脾胃虚弱，颅骨发育不良，可见于佝偻病、先天性梅毒等
头摇不能自主	阴血亏虚，肝风内动

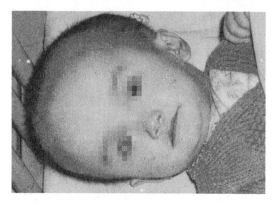

图1-33 头颅膨大

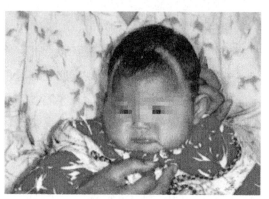

图1-34 头颅狭小

表1-11 望囟门

临 床 表 现	临 床 意 义
囟门高突	囟填。温病火邪上攻，或脑髓病变，或颅内水液停聚（实证）
囟门凹陷	囟陷。吐泻伤津，气血不足，或先天精气亏虚，脑髓失充（虚证）
囟门迟闭，常兼有五软（头软、项软、手足软、肌肉软、口软）、五迟（立迟、行迟、发迟、齿迟、语迟）	解颅。先天肾气不足，或后天脾胃虚弱，发育不良

表1-12 望头发

临 床 表 现	临 床 意 义
发黄干枯，稀疏易落	精血不足
青年白发	肾虚，或劳神伤血，或先天禀赋所致
发稀不长，或发疏易断	肾虚，或精血不足，或阴虚血燥
小儿头发稀疏黄软，生长迟缓，甚至久不生发，或枕后发稀	先天不足，后天失养，脾肾亏虚

（续表）

临 床 表 现	临 床 意 义
小儿发结如穗，枯黄无泽，面黄肌瘦	疳积
突然片状脱发，显露圆形或椭圆形光亮头皮	斑秃。血虚受风，或长期精神紧张、焦虑惊恐等情志失调，损伤精血
青壮年头发稀疏易脱	肾虚，或血热化燥，或兼痰湿

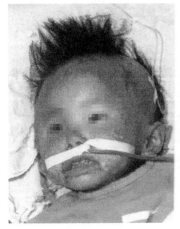 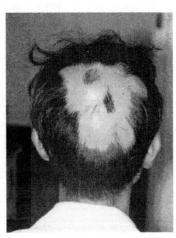

图1-35　小儿疳积　　　　图1-36　斑秃

表1-13　望面部

	临 床 表 现	临 床 意 义
面部浮肿	眼睑颜面先肿，发病较速	阳水。外感风邪，肺失宣降
	足部下肢先肿，发病较缓	阴水。脾肾阳虚，水湿泛溢
	面部红肿热痛，压之褪色	抱头火丹。热毒内盛，血热搏结
	面部红肿重者，头肿大如斗	大头瘟。或天行时疫，火毒上攻
腮肿	一侧或两侧腮部以耳垂为中心肿起，边缘不清，局部灼热疼痛	痄腮。外感温毒
	颧下、颌上、耳前发红肿起，伴有寒热、疼痛	发颐。阳明热毒上攻
面削颧耸	面部肌肉消瘦，两颧高耸，眼窝、面颊凹陷，伴全身骨瘦如柴	面脱，病危之象。脏腑精血消耗殆尽
口眼㖞斜	单纯口眼㖞斜而无半身瘫痪	风邪中络
	兼半身不遂	中风

（续表）

临 床 表 现		临 床 意 义
特殊 面容	惊恐貌	小儿惊风、狂犬病、瘿瘤等
	苦笑貌	新生儿脐风、破伤风
	狮面,伴见鼻骨塌陷,眉毛、头发脱落	麻风

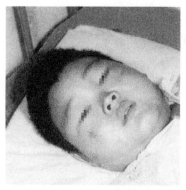

图1-37　面部浮肿

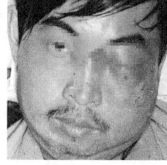

图1-38　腮肿

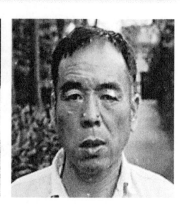

图1-39　口眼㖞斜

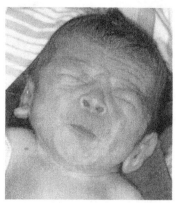
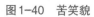

图1-40　苦笑貌

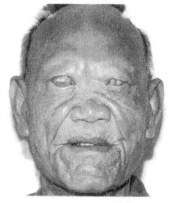

图1-41　麻风

2. 望五官　包括望目、望鼻、望耳、望口与唇、望齿与龈、望咽喉（见表1-14～1-19）。

表1-14　望目

临 床 表 现		临 床 意 义
目色	目赤肿痛	白睛色红	肺火,或外感风热
		两眦赤痛	心火

（续表）

临 床 表 现			临 床 意 义	
目色	目赤肿痛	睑缘赤烂	脾有湿热	
		全目赤肿	肝经风热上攻	
	白睛发黄		黄疸。湿热或寒湿内蕴,肝胆疏泄失常,胆汁外溢	
	目眦淡白		血虚	
	目胞色黑		肾虚	
目形	目胞浮肿		水肿	
	眼眶凹陷		吐泻伤津,或气血虚衰	
		兼形瘦如柴	脏腑精气竭绝	
	眼球突出	兼气喘胸满	肺胀。痰浊阻肺,肺失宣降	
		兼颈前微肿,急躁易怒	瘿病。肝郁化火、痰气壅结	
	睑缘肿起结节如麦粒,红肿较轻		针眼	风热邪毒,或脾胃蕴热上攻于目
	胞睑漫肿,红肿较重		眼丹	
目态	瞳孔缩小,直径小于2 mm		药物中毒,或中风中脏腑	
	瞳孔散大,直径大于5 mm		颅脑损伤,或中风中脏腑,或青风内障,或药物中毒	
	两侧瞳孔完全散大,对光反射消失		临床死亡指征之一	
	目睛凝视	瞪目直视	脏腑精气将绝	
		戴眼反折	肝风内动,牵引目系	
		横目斜视	肝风内动,牵引目系,或外伤目系,或先天所致	
	小儿睡时露睛		脾气虚弱,气血不足,胞睑失养	
	闭目障碍	双目	瘿瘤	
		单侧	风中面络	
	胞睑下垂	双睑下垂	先天不足,脾肾亏虚	
		单睑下垂	脾气虚弱,或中风危候、颅脑病变,或外伤	

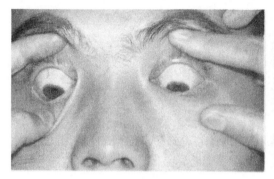

图1-42　白睛发黄

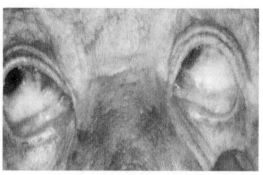

图1-43　目眦淡白

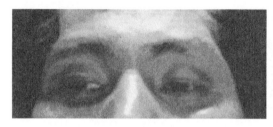

图1-44　眼眶凹陷

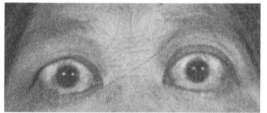

图1-45　眼球突出

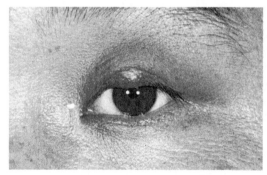

图1-46　睑缘肿如麦粒（针眼）

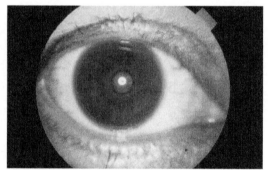

图1-47　瞳孔缩小

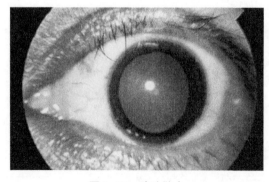

图1-48　瞳孔散大

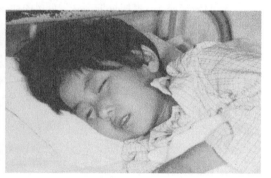

图1-49　睡时露睛

表1-15　望鼻

临床表现		临床意义
色泽	淡白	气血两虚,或血虚
	赤	肺脾蕴热
	青	阴寒腹痛
	微黑	肾虚寒水内停
	鼻头晦暗枯槁	脾胃虚衰,胃气失荣
形态	鼻头红肿生疖	胃热,或血热
	鼻端生红色丘疹	酒齄鼻。肺胃湿热,侵入血络
	鼻柱溃陷	梅毒,或麻风
	鼻翼煽动	哮病、喘病。新病多属肺热壅盛,久病多属肺肾虚衰
鼻道	鼻流清涕	外感风寒,或阳气虚弱
	鼻流浊涕	外感风热,或肺胃蕴热
	久流腥臭脓涕而不愈	鼻渊。外邪侵袭,或胆经湿热上逆于鼻
	鼻腔出血	鼻衄。肺胃蕴热,或阴虚肺燥伤及鼻络
	鼻道内生赘物,气息难通	鼻痔。湿热邪毒,壅结鼻窍

表1-16　望耳

临床表现		临床意义
色泽	耳轮淡白	气血亏虚
	耳轮红肿	肝胆湿热,或热毒上攻
	耳轮青黑	阴寒内盛,或剧痛
	耳轮干枯焦黑	肾精亏虚,精不上荣
	小儿耳背有红络	麻疹先兆
形态	耳轮肿大	邪气充盛
	耳廓瘦薄	先天亏虚,肾气不足
	耳轮干枯萎缩	肾精耗竭
	耳轮皮肤甲错	久病瘀血阻络

（续表）

临 床 表 现		临 床 意 义
耳内	耳道流脓水	脓耳。肝胆湿热，循经上熏，或肾阴亏虚，虚火上炎
	外伤后耳道流血水	颅底骨折
	耳道内生赘物	耳痔。湿热痰火上逆，气血瘀滞耳道
	耳道内局部肿痛	耳疖。邪热搏结耳窍

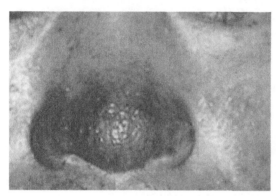

图1-50　酒齄鼻

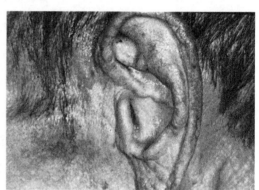

图1-51　耳轮干枯焦黑

表1-17　望口与唇

临 床 表 现		临 床 意 义
色泽	淡白	血虚
	深红	热盛
	樱桃红	煤气中毒
	青紫	血瘀
	青黑	寒盛，或痛极，血脉凝滞，血络瘀阻
形态	干燥	津液已伤
	糜烂	脾胃积热上蒸
	口角流涎	脾气虚弱(小儿)，风中络脉，或中风后遗症(成人)
	小儿口腔、舌上满布白斑如雪片	鹅口疮。湿热秽浊之气上蒸于口
	口腔糜烂疼痛	口疮。心脾积热上蒸

（续表）

临 床 表 现		临 床 意 义
形态	唇裂如兔唇	先天发育畸形
	久病人中沟变平,口唇翻卷不能覆齿	脾气将绝
动态	口开不闭,为口张	肺气将绝
	口闭难开,为口噤	筋脉拘急,可见于中风、痫病、惊风等
	口唇紧聚,为口撮	新生儿脐风,或破伤风
	口角歪斜,为口僻	风邪中络,或风痰阻络
	战栗鼓颔,为口振	阳虚寒盛,或邪正剧争,可见于外感寒邪、温病战汗或疟疾发作
	口角掣动,为口动	动风

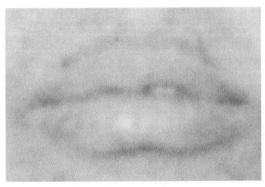

图1-52　唇色淡白

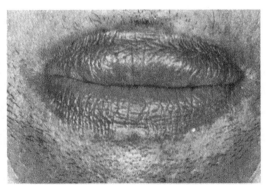

图1-53　唇色青紫

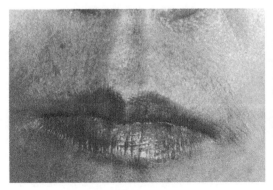

图1-54　唇色红

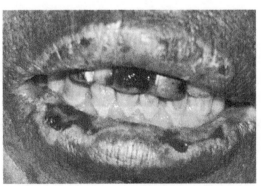

图1-55　口唇糜烂

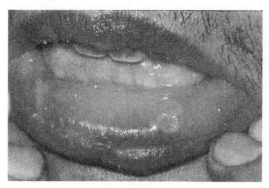
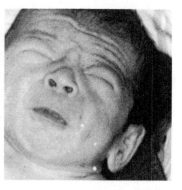

图1-56 口疳　　　　　　　　　　图1-57 口撮

表1-18 望齿与龈

临　床　表　现		临　床　意　义
牙齿色泽	牙齿干燥	胃阴已伤
	牙齿光燥如石	阳明热其,津液大伤
	牙齿燥如枯骨	肾阴枯竭,精不上荣
	牙齿枯黄脱落	久病骨绝
牙齿动态	牙齿松动,齿根外露	肾虚,或老人
	牙关紧急	肝风内动
	咬牙龂齿	热极生风
	睡中龂齿	胃热,或虫积,或消化不良
牙龈色泽	牙龈淡白	血虚,或气血两虚
	牙龈红肿疼痛	胃火亢盛
牙龈形态	牙龈出血 兼红肿疼痛	胃火灼伤龈络
	不红不痛而微肿	脾气虚而血失统摄,或肾阴虚而虚火上炎
	牙龈萎缩	肾虚

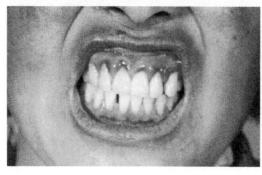
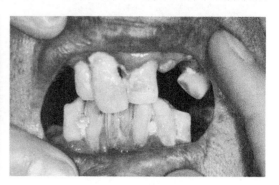

图1-58 牙龈红肿疼痛　　　　　　图1-59 牙龈萎缩

表1-19 望咽喉

	临 床 表 现	临 床 意 义
形色	红肿灼痛	实热证,肺胃热毒壅盛
	嫩红,肿痛不显	虚热证,肾阴亏虚,虚火上炎
	咽部一侧或两侧喉核红肿疼痛,甚者溃烂,有黄白色脓点	乳蛾。肺胃热盛,火毒熏蒸
	咽部伪膜色灰白,坚韧不易剥去,重剥出血,旋即复生	白喉。外感火热疫邪
脓液	咽喉红肿高突,触之有波动感,压之柔软凹陷	已成脓
	压之坚硬而无波动感	未成脓
	红肿溃破后出脓黄稠,脓液排出,创面愈合快	实热证
	脓液清稀,排出不尽,创面愈合慢	虚寒证

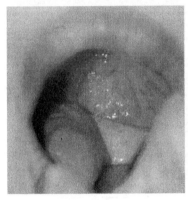

图1-60 嫩红肿痛

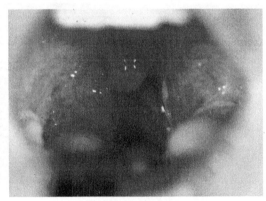

图1-61 乳蛾

3. 望躯体 望躯体的内容包括望颈项、胸胁、腹部和腰背部等(见表1-20～1-23)。

表1-20 望颈项

	临 床 表 现	临 床 意 义
外形	颈前结喉处有肿块突起,或大或小,或单侧或双侧,可随吞咽上下移动	瘿瘤。肝郁气滞痰凝,或水土失调
	颈侧、颌下有肿块如豆,推之可移,累累如串珠	瘰疬。肺肾阴虚,虚火内灼,炼液为痰,结于颈部,或外感风火时毒,挟痰结于颈部
	颈部痈肿、瘰疬溃破后,久不收口,形成管道	颈瘘、鼠瘘。痰火久结,气血凝滞,溃破成脓

（续表）

临床表现		临床意义
动态	头项强痛不舒，兼恶寒发热	外感风寒，经气不利
	项部强直，不能前俯，兼壮热头痛，甚者神昏抽搐	火热内盛，燔灼肝经，或破伤风等病
	睡醒后，项部拘急疼痛不舒	落枕。睡姿不当，经络气滞
	颈项软弱，抬头无力，常见于小儿	肾精亏损，或脾胃虚弱
	久病、重病颈项软弱，头部下垂，目眶深陷	脏腑精气衰竭
	安静状态时，人迎脉搏动明显可见	肝阳上亢，或血虚重证
	半卧位或坐位时，颈脉明显充盈怒张，平卧时更甚	水肿，或鼓胀

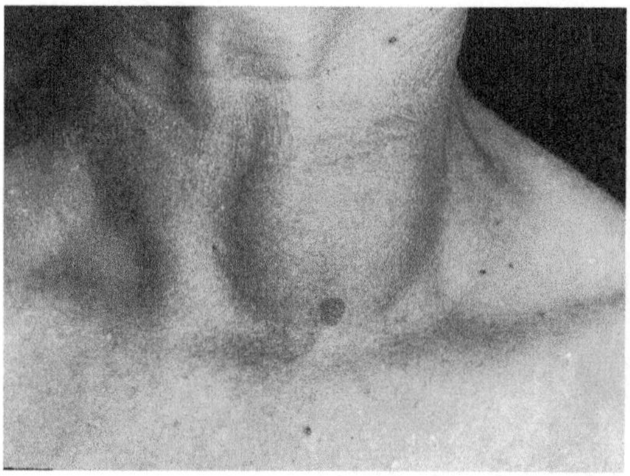

图1-62　瘿瘤

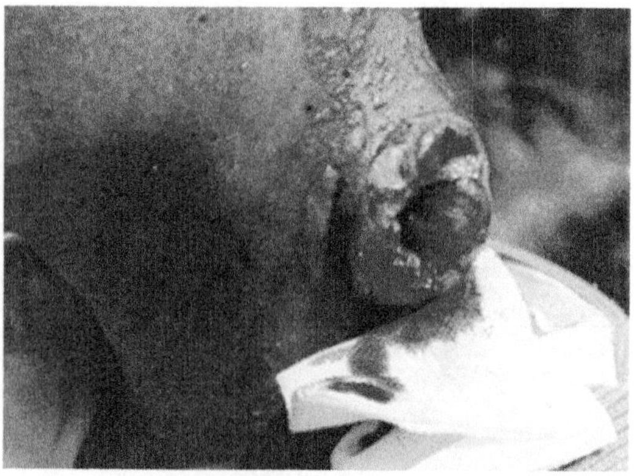

图1-63　颈瘘

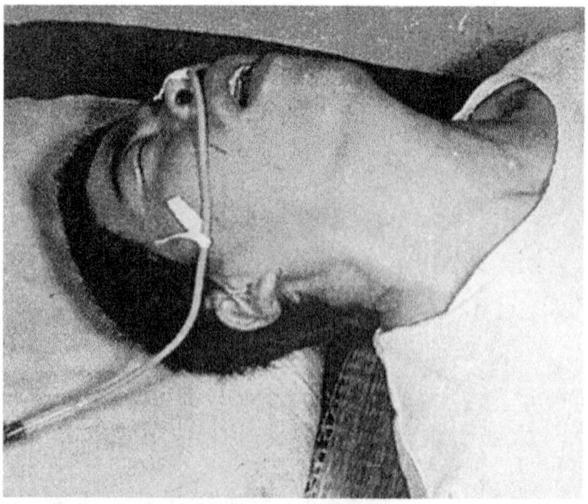

图1-64　项强

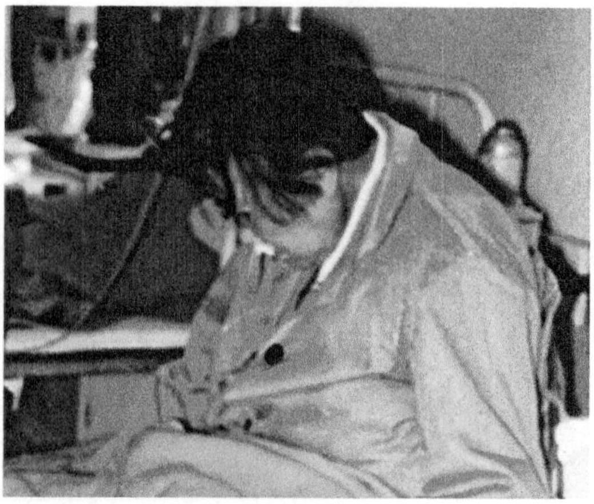

图1-65　项软

表1-21　望胸胁

临 床 表 现	临 床 意 义
胸廓前后径不及左右径的一半,呈扁平状	肺肾阴虚,或气阴两虚
胸廓前后径增加,与左右径约相等,甚至超过左右径,肋间增宽且饱满,胸廓呈圆桶状	肺胀。久病咳喘,耗伤肺肾,以致肺虚气逆,渐积而成
胸骨下部明显前突,肋骨侧壁凹陷,形似鸡胸;胸骨剑突显著内陷,形似漏斗;胸骨两侧的肋骨与肋软骨连接处明显隆起,状如串珠	佝偻病。先天不足或后天失养,肾气不充,骨骼发育异常
一侧胸廓塌陷,肋间变窄	肺痿、肺部手术后等
一侧胸廓膨隆,肋间变宽	悬饮病、气胸等
妇女哺乳期乳房红肿热痛,乳汁不畅,甚则破溃流脓,身发寒热	乳痈。肝气不舒,或胃热壅滞,或外感邪毒
胸式呼吸增强,腹式呼吸减弱	腹部有病,可见于鼓胀、积聚、妊娠期妇女等
胸式呼吸减弱,腹式呼吸增强	胸部有病,可见于肺痨、悬饮、胸部外伤等
两侧呼吸不对称	减弱侧胸部有病,可见于悬饮、肺痿、肺肿瘤等
呼吸急促,胸廓起伏明显	邪热、痰浊阻肺,肺失宣降
呼吸微弱,胸廓起伏不显	肺气亏虚,气虚体弱
呼吸不齐,表现为呼吸由浅渐深,再由深渐浅,以至暂停,往返重复,或呼吸与暂停交替出现	肺气衰竭(病重)
吸气困难,时间延长,伴吸气时胸骨上窝、锁骨上窝及肋间凹陷	痰饮停肺,见于急喉风、白喉重症等
呼气困难,时间延长,伴口张目突、端坐呼吸	哮喘、肺胀等

左侧第一列合并单元格内容：外 形（前六行）、呼 吸（后七行）

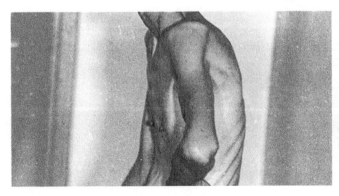

图1-66　扁平胸

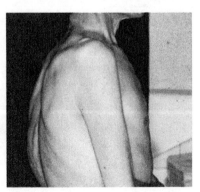

图1-67　桶状胸

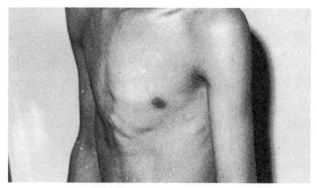

图1-68 鸡胸

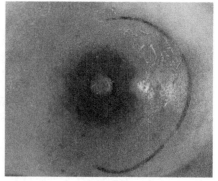

图1-69 乳痈

表1-22 望腹部

临 床 表 现	临 床 意 义
单腹鼓胀,四肢消瘦,甚者腹壁青筋暴露,肚脐突出	鼓胀。肝郁脾虚,气滞血瘀,水湿内停
腹部胀满,周身浮肿	水肿。肺脾肾失调,水湿泛溢肌肤
腹部局部膨隆	积聚
新病腹部凹陷	剧烈吐泻,津液大伤
久病腹部凹陷,肉削骨著	脏腑精血耗竭(病危)

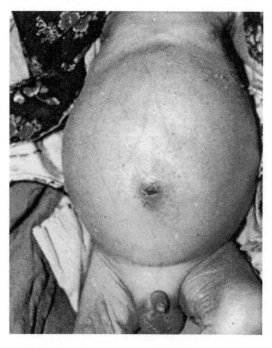

图1-70 鼓胀

表1-23 望腰背部

临 床 表 现		临 床 意 义
外 形	脊骨过度后弯,前胸塌陷;脊柱偏离正中线,向左或右弯曲	驼背,脊柱侧弯。肾气亏虚,发育不良,亦可见于脊柱外伤或老人
	脊骨弯曲突起,形如龟背	佝偻病或脊椎结核。小儿骨质未坚,发育障碍,或脊骨局部疾患以致变形
	久病之人背曲肩随	心肺精气衰败
	极度消瘦,以致脊骨突出似锯	脊疳。脏腑精气亏损
动 态	脊背后弯,反折如弓,常兼见颈项强直,四肢抽搐	破伤风。肝风内动,筋脉拘急
	腰部疼痛,活动受限,转侧不利	寒湿内侵,或跌仆闪挫,局部脉络拘急,气滞血瘀

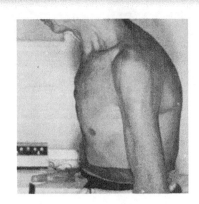

图1-71 驼背

4. 望四肢　四肢包括上肢的肩、肘、腕、掌、指和下肢的股、膝、胫、踝、跗、趾等部位(见表1-24)。

表1-24 望四肢

临 床 表 现		临 床 意 义
四肢浮肿,亦有仅足跗肿胀者,按之有凹痕,久不平复		水肿
膝部肿大	红肿热痛,屈伸不利	热痹。风湿郁久化热
	股胫消瘦,形如鹤膝	鹤膝风。寒湿久留,气血亏虚
直立时两踝并拢两膝分离,为膝内翻,又称"O"形腿或罗圈腿;两膝并拢而两踝分离,为膝外翻,又称"X"形腿。踝关节呈固定形内收位,为足内翻;呈固定形外展位,为足外翻		先天亏虚,肾气不充,发育不良

（续表）

临 床 表 现		临 床 意 义
小腿脉络曲张,青筋暴露,形似蚯蚓		寒湿内侵,或瘀血阻络
手指变形	一个或数个指趾关节呈梭状畸形,活动受限	梭状指趾。风湿久蕴,筋脉拘挛,或兼痰瘀阻络
	指趾末端膨大如杵	杵状指趾。久病咳喘,心肺虚损,痰瘀互结

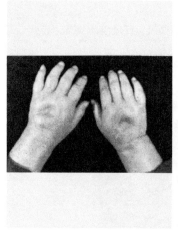

图1-72 水肿

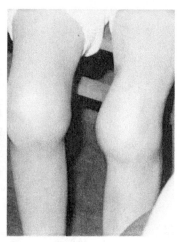

图1-73 鹤膝风

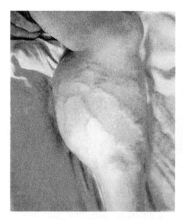

图1-74 青筋暴露

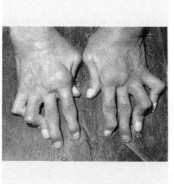

图1-75 梭状畸形

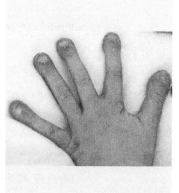

图1-76 杵状指

5. 望二阴 包括前阴和后阴,前阴指生殖器和尿道外口,后阴指肛门(见表1-25、表1-26)。

表1-25　望前阴

临　床　表　现	临　床　意　义
男性阴囊或女性阴户肿胀,无红肿痒痛	阴肿。全身水肿的局部表现
阴囊肿胀,因小肠坠入而引起	疝气。肝郁、寒湿、湿热、气虚或久立远行所致
阴部瘙痒,甚者红肿、湿烂、渗水	肝经湿热下注
妇女子宫从阴道中脱出	子宫脱垂,阴挺,阴茄。中气下陷
小儿睾丸过小或触不到	先天发育异常,或痄腮后遗症

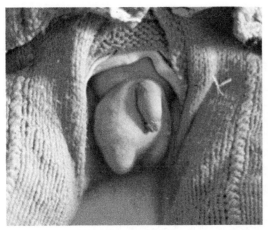

图1-77　疝气

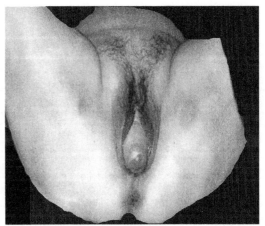

图1-78　子宫脱垂

表1-26　望后阴

临　床　表　现	临　床　意　义
肛门周围局部红肿高起,疼痛明显,甚至溃脓	肛痈。湿热下注,或外感热毒
肛门皮肤与肛管黏膜有狭长裂伤,排便时疼痛出血	肛裂。热结肠燥,或阴津不足
肛门内外生有紫红色柔软肿块,突起如峙	痔核,痔疮。肠中湿热蕴结,或血热肠燥,或久坐、负重、便秘等,肛门部血络瘀滞
肛痈或痔疮溃破后久不敛口,逐渐形成瘘管。瘘管长短不一,或通入直肠,或开口于肛周,局部痒痛,脓水淋漓,缠绵难愈	肛瘘。病因病机与肛痈、痔疮相同
直肠或直肠黏膜组织脱出肛外,轻者大便时脱出,便后缩回,重者脱出后不能自回,需用手慢慢推还	脱肛。脾虚中气下陷

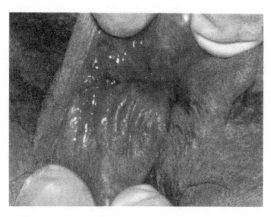

图1-79 痔疮

6. 望皮肤

（1）色泽形态（见表1-27）。

表1-27 望色泽形态

临 床 表 现		临 床 意 义
皮肤发赤，色如涂丹，边缘清楚，热如火灼		丹毒。风热化火，或湿热化火，或外伤染毒
面目身皮肤、爪甲俱黄		黄疸
皮肤色黑而晦暗		肾阳虚衰，或劳伤肾精
皮肤局部明显变白，斑片大小不等，与正常皮肤界限清楚，无异常感觉		白癜风。风湿侵袭，气血不荣
皮肤干涩不荣，甚则皲裂、脱屑		津液已伤，或营血亏虚
皮肤干枯粗糙，状若鱼鳞		肌肤甲错。瘀血久停，肌肤失养
周身肌肤肿胀	按之凹陷不起	水肿
	按之即起	气胀

图1-80 丹毒

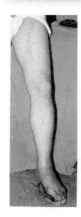
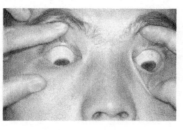
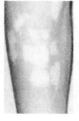
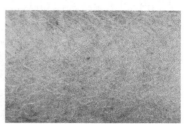

图1-81 黄疸　　　　图1-82 白癜风　　　　图1-83 肌肤甲错

（2）皮肤病证,如斑疹、水疱、疮疡（见表1-28～1-30）。

表1-28　望斑疹

临　床　表　现		临　床　意　义
色深红或青紫,点大成片,平铺于皮肤,抚之不碍手,压之不褪色	色深红或紫红,兼身热、面赤、脉数等	阳斑。热邪亢盛,内迫营血
	色淡青或淡紫,隐隐稀少,兼面白、神疲、脉虚等	阴斑。脾气虚衰,血失统摄
色红,点小如粟米,高出皮肤,抚之碍手,压之褪色		疹。外感风邪,或外感麻毒时邪,或风寒、风热侵袭营卫

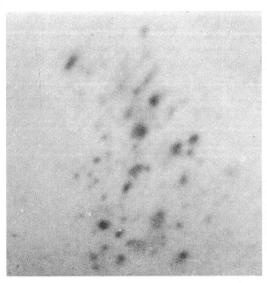

图1-84　斑

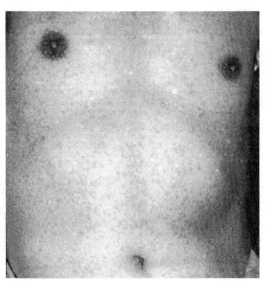

图1-85　疹

表1-29　望水疱

临　床　表　现	临　床　意　义
皮肤出现白色小疱疹,晶莹如粟,高出皮肤,擦破流水,多发于颈胸部,四肢偶见,面部不发	白痦。湿热郁于肌表,汗出不彻（湿温病）
小儿皮肤出现粉红色斑丘疹,很快变成椭圆形小水疱,晶莹明亮,浆液稀薄,皮薄易破,分批出现,大小不等	水痘。外感湿热时邪
口角、唇边、鼻旁出现成簇粟米大小水疱,灼热痒痛	热气疮。外感风热,或肺胃蕴热上熏
周身或局部皮肤先现红斑、瘙痒,迅速形成丘疹、水疱,破后渗液,形成红赤湿润之糜烂面	湿疹。湿热蕴结,复感风邪,郁于肌肤

图1-86　白痦

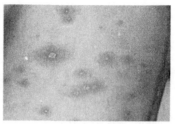
图1-87　水痘

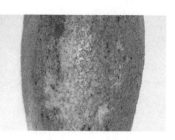
图1-88　湿疹

表1-30　望疮疡

临　床　表　现	临　床　意　义
红肿高大，根盘紧束，灼热疼痛，未脓易消，已脓易溃，脓液稠黏，疮口易敛	痈。湿热火毒蕴结，气血瘀滞（阳证）
漫肿无头，皮色不变或晦暗，局部麻木，不热少痛，未脓难消，已脓难溃，脓汁稀薄，疮口难敛	疽。气血亏虚，阴寒凝滞（阴证）
顶白形小如粟，根硬而深，麻木痒痛，多发于颜面手足，易于扩散	疔。外感风热，或内生火毒
形小而圆，红肿热痛不甚，出脓即愈，病位浅表、症状轻微	疖。外感热毒，或湿热内蕴

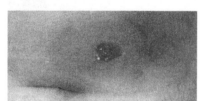
图1-89　痈

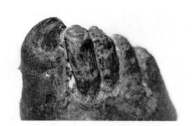
图1-90　疽

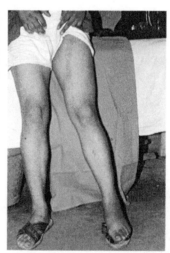
图1-91　疔

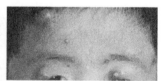
图1-92　疖

二、示教

（1）由带教老师选择一名健康学生，带教老师边讲解望头面、五官、躯体、四肢、二阴、皮肤的操作方法及注意事项，边演示示范。

（2）带教老师利用相关图片及视频,演示头面、五官、躯体、四肢、二阴、皮肤常见的临床表现。

（3）学生分组练习,互相观察头面、五官、躯体、四肢、二阴、皮肤,并由带教老师进行规范指导。

三、案例训练

案例

某男孩,6岁,来门诊时见其双眼闭合时而半睁。检查见双眼白睛微红,干燥无光泽,白睛表层于环绕黑睛处呈晕状皱起圈状,黑睛表面干燥失润,微混浊呈毛玻璃状,中央表面糜烂破损,边界欠清,陷翳浮嫩肥大,前房欠清,窥不见瞳神及黄仁之细节,下方隐约见有黄液上冲之象。患儿神疲倦怠,面色苍白,懒言少气,语声低微,形体消瘦,手足冰冷,舌淡苔少脉细。患儿大便下痢日行数次已有3个月余,多处求治,疗效不佳,月余前发现初起眼珠干涩羞明,频频眨目,继而出现夜间视物不清,掩面而卧,烦躁不宁,不思饮食。

童葆麟认为全身辨证为中焦虚寒,应温中散寒,补益脾胃。附子理中汤加减,党参10 g,白术10 g,茯苓10 g,炙甘草3 g,炮姜6 g,制附片3 g,黄芪15 g,当归10 g;眼局部予阿托品眼膏散瞳;饮食多进富含营养的鱼、蛋、乳、肝类食品及新鲜蔬菜,如胡萝卜、青菜,以及水果等,以辅助治疗。

患儿3日后已能自如睁眼,精神大为好转,已能进食软质饮食,大便日行1次,眼部检查眼白较前濡润光泽,黑睛稍有透明,中央陷翳有所减小,瞳孔药物性散大,黄液上冲消失,再服上剂2周,改服参苓白术散善其后。

（摘自《江苏省中医院名医验案医话精萃》童葆麟医案）

思考题:

该眼科疾病为何辨证为中焦虚寒?

答案:

患儿久泄久痢,可导致脾胃虚弱,脾失健运,气血生化不足,不能荣养胞睑,故见双眼闭合时而半睁;脾病及肝,肝血虚少,目窍失养,且阴血不足,肝热上攻,遂见眼珠干涩羞明,频频眨目,烦躁不宁;患儿久病虚羸,中焦虚寒,脾胃运化及升降失职,则神疲倦怠,面色苍白,懒言少气,语声低微,形体消瘦,手足冰冷,舌淡苔少脉细。

【实训小结】

（1）通过实训掌握望头面、五官、躯体、四肢、二阴、皮肤的方法。局部望诊内容多而繁杂,大多按照色泽、形状、动态的顺序进行观察,还须观察局部常见的分泌物,以此测知病情。临床上应运用发展的眼光动态观察病理变化,借以推测疾病的轻重预后。

(2)局部望诊是在全身望诊的基础上,根据病情和诊断的需要,对患者的某些局部进行深入、细致地观察。人体是有机整体,全身机体通过经络与局部器官在生理上有着密切联系,故在病理变化时全身的病变可反映于相应的局部,局部的病变也可影响于全身,故观察局部的异常变化,既可诊断局部相应具体疾病,也有助于了解整体的病变。

(3)望、闻、问、切四诊是从不同角度诊察病情和收集临床资料,各有其独特的方法和意义,须四诊合参,才能全面、详尽地获取诊断所需要的临床资料。

实训三　望　排　出　物

【实训目的】

(1)熟悉望排出物(痰、涎、呕吐物、大便、小便)的操作方法及注意事项。

(2)熟悉痰、涎、呕吐物、大便、小便常见病理改变及其临床意义。

【实训内容】

(1)望痰、望涎、望呕吐物、望大便、望小便的操作要点。

(2)常见痰、涎、呕吐物、大便、小便病理改变的特征表现。

(3)结合案例分析辨别常见痰、涎、呕吐物、大便、小便病理改变的临床意义。

【重点难点】

排出物色、质改变的规律。

【实训操作方法】

一、操作要点

(一)望排出物(痰、涎、呕吐物、大便、小便)的操作方法

1.望痰涎　痰是由肺和气道排出的病理性黏液,浊稠者为痰,清稀者为饮。涎为脾之液,由口腔分泌。应重点观察痰、涎的形、色、质、量等变化。

2.望呕吐物　呕吐为胃气上逆所致,外感、内伤皆可引起。重点观察呕吐物的形、色、质、量的变化,有助于了解胃气上逆的病因和病性。

3. 望二便　大便的形成与脾、胃、肠的功能密切相关,还受肝的疏泄、肾阳温运及肺气宣降等的影响。观察大便形、色、质、量变化,可以诊察脾、胃、肠及肝、肾、肺的功能状况及病性的寒热虚实。

小便的形成与体内的津液代谢直接相关,受肾和膀胱的气化、肺的通调、脾的运化、三焦决渎的直接影响。观察小便形、色、质、量变化,可以了解体内的津液代谢以及相关脏腑的功能状态。

（二）望排出物的注意事项

1. 光线　望排出物应在自然、柔和、充足的自然光线下进行,勿使用有色光源,必要时可在自然光线下复查。

2. 注意其他非疾病因素的影响　如进食黏腻可影响口涎,汗出、饮水等因素可引起小便色、质、量的变化。

（三）望排出物的主要观察内容

1. 望痰涎　见表1-31、表1-32。

表1-31　望痰

临　床　表　现	临　床　意　义
痰白清稀	寒痰
痰黄,黏稠有块	热痰
痰少而黏,难以咯出	燥痰
痰白滑,量多易咯	湿痰
痰中带血,或咯血	血痰。肺络伤
脓血痰,腥臭	肺痈。热毒蕴肺,腐败酿脓

表1-32　望涎

临　床　表　现	临　床　意　义
口流清涎量多	脾胃虚寒,气不摄津
口中时吐黏涎	脾胃湿热,湿浊上泛
口角流涎不止	中风后遗症,或风中络脉
小儿口角流涎,涎渍颐下	滞颐。脾虚不能摄津,胃热,虫积,或消化不良

2. 望呕吐物　见表1-33。

表1-33　望呕吐物

临 床 表 现	临 床 意 义
呕吐物清稀	寒呕
呕吐不消化的酸腐食物	伤食
呕吐黄绿色苦水	肝胆郁热，胃失和降
呕吐清水痰涎	痰饮
吐血鲜红或紫暗有块，夹有食物残渣	胃有积热，或肝火犯胃，或胃腑瘀血

3. 望二便　见表1-34、表1-35。

表1-34　望大便

临 床 表 现		临 床 意 义
大便清稀如水样		寒湿泄泻
大便黄褐如糜		湿热泄泻
大便稀溏，完谷不化，或如鸭溏		脾虚或兼肾虚泄泻
大便如黏冻，夹有脓血		痢疾。湿热蕴结大肠，血多脓少者偏于热，脓多血少者偏于湿
大便色灰白		黄疸。肝胆疏泄失常，胆汁外溢肌肤
大便干燥硬结，甚者燥结如羊屎		肠燥津亏
大便出血	血色鲜红	近血。肠风下血，或肛裂、痔疮出血等
	血色紫暗或色黑如柏油	远血。胃肠热盛，迫血妄行；或脾不统血

表1-35　望小便

临 床 表 现	临 床 意 义
小便清长	虚寒证
小便短黄	实热证
尿中带血	血淋、肾癌、膀胱肿瘤。热伤血络，或脾肾不固，或湿热蕴结膀胱
尿有砂石	石淋。湿热内蕴，煎津为石
小便浑浊如米泔、牛乳状	尿浊、膏淋。肾气亏虚，固摄无力，脂液下流；下焦湿热，清浊不分，并趋于下

二、示教

（1）带教老师讲解望痰、涎、呕吐物、大便、小便的操作方法及注意事项。

（2）带教老师利用相关图片及视频，演示痰、涎、呕吐物、大便、小便常见的临床表现。

三、案例训练

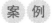

陈某，女，60岁，2009年6月10日初诊。黏液脓血便伴腹痛腹泻反复发作3年，发作加重1个月余。现大便日行7～8次，为紫红色黏液血便，伴腹痛隐隐，纳谷尚可，小溲调，面色萎黄，少华，舌淡红，苔薄黄腻，脉小弦。

门诊查大便常规：色黄，黏液（++），红细胞（++），隐血（+++）。此乃脾虚失运，湿热阻滞肠道，肠道气机不利之证。治疗以清热健脾，利湿助运为大法，中药内服结合中药煎汁保留灌肠治疗，预约结肠镜检查。处方：党参20 g，炒白术10 g，赤、白芍各15 g，川连5 g，煨木香10 g，焦楂、曲各10 g，蒲黄炭10 g，仙鹤草15 g，白头翁20 g，马齿苋20 g，白花蛇舌草20 g，炒槐花15 g，地榆炭10 g，炮姜5 g，4剂，每日1剂，煎服。

二诊：2009年6月17日。前治后，便血基本消失，腹痛、黏液便减少，结肠镜检查初步报告示乙状结肠及直肠炎症，待病理报告。因查肠镜近2日停药。原方去止血药，加用灌肠剂，以标本兼顾，全身与局部同治，提高疗效。

三诊：2009年6月23日。大便日行2～3次，有时成形，有时稀溏，腹痛减轻，黏液脓液减少，仍可见少量暗红色脓血，纳寐可，小溲调。纤维结肠镜检查报告示慢性结肠炎。舌淡红，苔白腻，脉沉弦。肠镜病理报告示黏膜组织慢性炎，伴淋巴滤泡增生。治守原法，方药稍作调整。

四诊：2009年6月28日。脓血便消失，大便软，每日1次为多，腹不胀不痛，纳谷香，苔薄。查大便常规正常，大便培养未找到致病菌，舌淡红，苔薄白微腻，脉弦。患者病情已日趋平稳，临床症状基本消失。予带药出院后继续门诊巩固治疗。原内服方14剂续服，原外用方14剂继续灌肠。

（摘自《江苏省中医院名医验案医话精萃》朱秉宜医案）

思考题：

该疾病为何辨证为湿热阻滞肠道？

答案：

黏液脓血便是本病的主要症状之一，在中医古籍中常被称为赤白痢，指下痢黏冻脓血，赤白相杂。慢性溃疡性结肠炎见脓血便与黏液便，在体实者多因湿热所致，故用药以川连、黄柏、白头翁、白花蛇舌草、马齿苋为主,以清热解毒燥湿。

【实训小结】

(1)结合实训掌握望痰、涎、呕吐物、大便、小便的方法,着重观察患者痰、涎、呕吐物、大便、小便的形、色、质、量等变化。

(2)望排出物还应观察泪、涕、耳内脓液、带下、皮肤脓液等,前文已有相关实训,不再赘述。

(3)望、闻、问、切四诊是从不同角度诊察病情和收集临床资料,各有其独特的方法和意义,须四诊合参,才能全面、详尽地获取诊断所需要的临床资料。临床观察患者痰、涎、呕吐物、大便、小便的形、色、质、量变化时常有不便,故部分内容会经由问诊,借助患者的观察而得以了解。

实训四　望舌的方法与内容

舌诊是观察患者舌质、舌苔、舌下络脉变化以诊察疾病的方法,属于局部望诊部分,是中医特色诊法之一。舌犹如内脏的一面镜子,临床实践证明,舌象能较为客观地反映病位的深浅、病邪的性质、气血的盛衰、津液的盈亏、病势的进退等,是临床辨证的重要依据。学习舌诊既要掌握望舌的基本方法,又要掌握舌诊的内容,反复训练,仔细体会,才能逐步识别各种舌象。

【实训目的】

(1)掌握望舌方法与望舌的内容。

(2)熟悉常见舌象的特征及临床意义。

【实训内容】

(1)由学生相互练习正确的望舌方法,包括望舌的体位、伸舌的姿势、望舌的顺序、望舌的注意事项等。

(2)舌神、舌色、舌形、舌态、舌下络脉、苔色、苔质逐项体会训练,分别练习。

(3)在单项训练的基础上,开展舌诊操作规范化流程的训练。

【重点难点】

(1)重点:望舌的基本方法及注意事项。

（2）难点：各种舌象的特征表现。

【实训操作方法】

一、操作要点

（一）望舌的体位和伸舌的姿势

1. 望舌面　受诊者采取坐位或仰卧位，面向自然光线，医生的姿势稍高于患者，以便俯视口舌部位。嘱患者伸舌时略扬起头，将舌自然地伸出口外，舌体放松，舌面平展，舌尖略向下，尽量张口使舌体充分暴露。

伸舌用力过大、伸舌时间过长或舌体紧张卷曲，都会影响舌的气血运行从而引起舌色改变，或干湿度变化。

2. 望舌下络脉　先让受诊者张口，将舌体向上颚方向翘起，舌尖可轻抵上颚，用力适中，使舌体保持自然松弛，充分显露舌下络脉。

（二）望舌的方法

1. 望舌的次序　先看舌面的舌质、舌苔，最后观察舌下脉络。望舌面的顺序一般是先总体望舌，对舌体的颜色、胖瘦、运动等有个整体的印象，接着按照舌尖、舌中、舌边、舌根部依次观察局部的变化。

2. 望舌的内容　望舌质主要观察舌质的颜色、外形、润燥、动态，还要注意有无破溃等；望舌苔主要观察舌苔的颜色、厚薄、润燥以及是否均匀、有无剥脱等。最后望舌下络脉，主要观察络脉的长短、粗细、颜色、分支及外形等。

3. 望舌的时间　一次望舌的时间一般为10～15秒，望舌时间不宜过长。如果一次望舌判断不准，可让患者休息3～5分钟后，再望舌一次。

4. 辅助诊查法　用消毒压舌板的边缘，以适中的力量，在舌面上由舌根向舌尖刮3～5次，为刮舌法，用于鉴别舌苔的有根或无根，是否为染苔。

（三）望舌的注意事项

注意各种操作因素造成的虚假舌象，尽量减少和避免各种非疾病因素对舌象造成的影响。

1. 光线影响　光线的强弱与色调对颜色有极大的影响，容易造成错觉。白天以充足、柔和的自然光线为宜，夜晚或暗处可在日光灯下，光线要直射到舌面，避开有色物体的反光，避免有色光源照射。

2. 饮食或药物影响　饮食和某些药物可以使舌苔着色。若与病情不相符，发现疑问时，可询问患者的饮食、服药情况予以鉴别。

3. 口腔的影响　牙齿残缺，可造成同侧舌苔偏厚；睡觉时张口呼吸，可使舌苔增厚、变干等。

4. 伸舌姿势的影响　伸舌过分用力、舌体紧张卷曲均会影响舌的气血运行,从而引起舌色改变。伸舌过短,未充分张口,也不利于医生观察舌象。

5. 就诊习惯　部分患者就诊前用牙刷刮舌面,人为使舌苔变薄;伸舌之前特意咽下口水,吞咽使口腔水分减少,舌苔干燥。

（四）望舌的内容

望舌的内容大体可概括为观察舌面和舌底两部分,观察舌面包括望舌质和望舌苔,其中望舌质包括舌的神、色、形、态四个部分,望舌苔包含苔质和苔色两个部分。观察舌底主要是望舌下脉络,观察舌下络脉的色泽、粗细、长度、形态及舌下小血络等变化。每个人的舌象特征都包含这七个内容,临床上由于舌面上的特征基本能反映脏腑气血情况,大多数情况下只描述舌质、舌苔六个方面的内容。可根据临床需要,查看舌底络脉。

1. 对舌神的判断　舌神是对舌的总体印象,主要观察舌的色泽与舌体运动两方面。

（1）荣舌:舌色红活明润,舌体活动自如。

（2）枯舌:舌色晦暗枯槁,舌体活动不灵。

2. 对舌色的判断　舌色指舌质的颜色,包括全舌和局部的颜色。舌质的颜色是以红色为主要色调进行变化的,分为淡红舌、淡白舌、红舌、绛舌和青紫舌五种。望舌色时要注意观察齿龈、口唇的颜色;如果舌苔较厚看不到舌色,可观察舌边和舌尖。描述舌色特征时,全舌舌色在前,局部舌色在后,不同颜色同时出现,以主色在前,次色在后进行书写,如"舌淡红,舌边有紫斑";同一颜色深浅不同,可根据情况加上"稍、偏"等,如"舌稍红"（见表1-36）。

表1-36　望舌色

类　别	舌　象	临床意义
淡红舌	以红为主,红中带白或红白适中	气血调和之征象,常见于正常人或疾病轻浅之时
淡白舌	颜色比淡红舌浅淡,白色偏多、红色偏少	气血两虚,阳虚
红　舌	较正常舌色红,或呈鲜红色,纯红无白	实热,阴虚内热
绛　舌	较红舌颜色更深,或略带暗红色	里热亢盛,阴虚火旺
青紫舌	全舌色淡紫而无红色,为青舌。舌色深绛而色暗,为紫舌。其中舌淡而泛现青紫者,为淡紫舌;舌红而泛现紫色者,为紫红舌;舌绛而现紫色者,为绛紫舌;舌体局部出现紫色斑点,大小不等,称为紫斑或紫点	主气血运行不畅

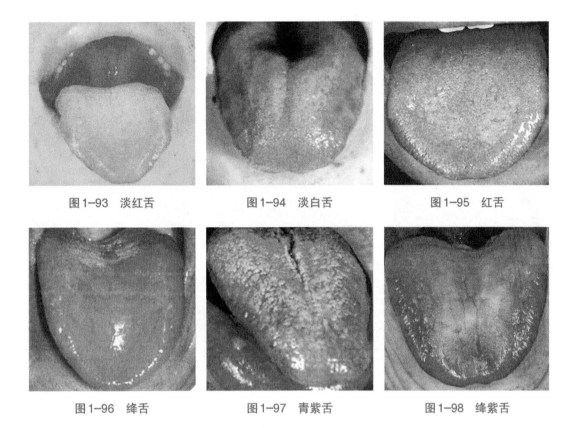

图1-93　淡红舌　　　　　图1-94　淡白舌　　　　　图1-95　红舌

图1-96　绛舌　　　　　图1-97　青紫舌　　　　　图1-98　绛紫舌

3. 对舌形的判断　舌形,指舌质的形状,包括老嫩、胖瘦、齿痕、点刺、裂纹等方面的特征,老嫩、胖瘦主要是全舌的形状,齿痕、点刺、裂纹多是舌质局部的变化。望舌形时要与口裂的大小进行比较,还要注意受检者的体型。描述舌形时,一般舌色在前,舌形在后;不同舌形同时出现时,一般全舌形状在前,局部形状在后,如"舌淡白胖大,边有齿痕"(见表1-37)。

表1-37　望舌形

舌 质		异 常 表 现	临 床 意 义
	老 舌	纹理粗糙或皱缩,坚敛苍老	实证
	嫩 舌	舌质纹理细腻,浮胖娇嫩,舌色浅淡	虚证
舌形	胖大舌	舌体比正常人大而厚,伸舌满口	水湿、痰饮
	肿胀舌	舌体肿大满嘴,甚至不能闭口,舌肌胀急	酒毒或热毒上壅
	瘦薄舌	舌体比正常舌瘦小而薄	气血两虚、阴虚火旺
	裂纹舌	舌面上有明显裂沟,而裂沟中并无舌苔覆盖	热盛、阴虚、血虚等

（续表）

舌 质		异 常 表 现	临 床 意 义
舌形	点刺舌	舌乳头高突如芒刺,摸之棘手	热盛
	齿痕舌	舌体边缘有牙齿压迫的痕迹	阴虚、气血两虚

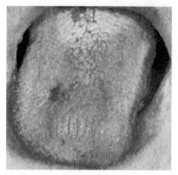

图1-99　老舌

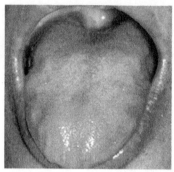

图1-100　嫩舌

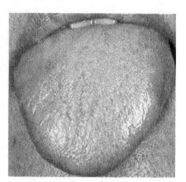

图1-101　胖舌

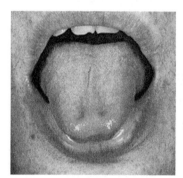

图1-102　瘦舌

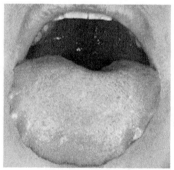

图1-103　齿痕舌

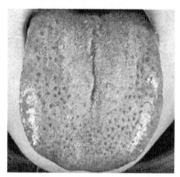

图1-104　点舌

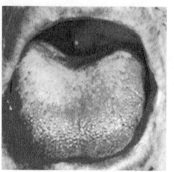

图1-105　刺舌

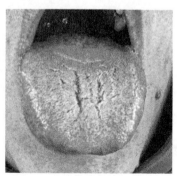

图1-106　裂纹舌

4. 对舌态的判断 舌态,指舌体的动态。常见的病理舌态包括痿软、强硬、歪斜、颤动、吐弄、短缩等。望舌态时要注意受检者面部的表情、动态,还要结合言语进行判断。描述舌态时,一般舌色、舌形在前,舌态在后;不同舌态同时出现,一般不分先后。还可根据程度的轻重,加上表示程度的词语,如"舌淡白胖大,边有齿痕,歪向右侧,轻微颤动"(见表1-38)。

表1-38 望舌态

舌 质		异 常 表 现	临 床 意 义
舌态	痿软舌	舌体伸缩软弱无力	阴虚、气血两虚
	强硬舌	舌失柔和,屈伸不利,或不能转动	热入心包、高热伤津、风痰阻络
	震颤舌	舌体不自主地震颤抖动	肝风内动
	歪斜舌	伸舌时舌体偏向一侧,或左或右	中风、中风先兆
	吐弄舌	吐舌:舌伸口外,不即回缩 弄舌:舌反复吐而即回,或舐唇四周,掉动不宁	心脾有热
	短缩舌	舌体卷短、紧缩、不能伸长	寒凝、痰阻、血虚、津伤

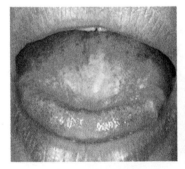
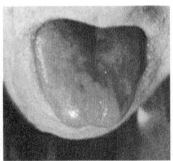
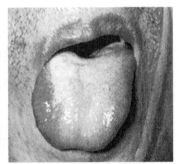

图1-107 痿软舌 　　　 图1-108 强硬舌 　　　 图1-109 歪斜舌

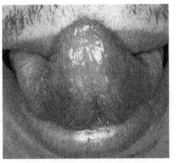
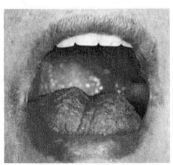

图1-110 吐弄舌 　　　 图1-111 短缩舌

5. 对舌下络脉的判断　舌下络脉位于舌系带两侧纵行的人络脉。主要观察舌系带两侧的大络脉粗细、色泽、长度和形态，是否有怒张、弯曲等异常改变，然后再观察周围细小络脉的颜色、形态是否有异常。

舌下络脉粗张、分叉，长度超过舌尖至舌下肉阜连线的3/5，呈现青紫、绛、绛紫、紫黑色，或细小呈暗红色或紫色网格，或曲张如紫色珠子状大小不等的结节，为血瘀之征。

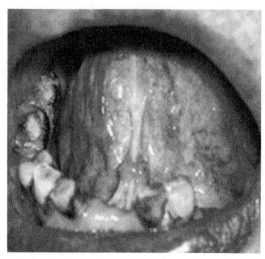

图1-112　舌下络脉曲张

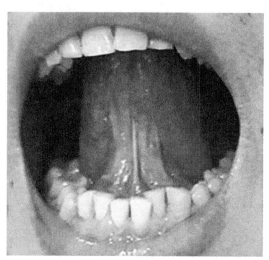

图1-113　舌下络脉短浅

6. 对苔质的判断　苔质指舌苔的质地、形态。主要观察舌苔的厚薄、润燥、腻腐、剥落、偏全、真假方面变化。描述时一般舌质在前，舌苔在后；不同苔质同时出现时，一般厚薄在前，润燥、腻腐等在后，如"舌淡胖大，边有齿痕，苔厚中剥"（见表1-39）。

表1-39　望苔质

舌　苔		异　常　表　现	临　床　意　义
苔质	薄苔	透过舌苔能隐隐见到舌体	疾病初起，病邪在表
	厚苔	不能透过舌苔见到舌体	邪盛入里或内有痰饮、食积
	润苔	舌苔润泽有津，干湿适度	津液未伤
	滑苔	舌苔湿润而滑，伸舌欲滴	痰饮、水湿
	燥苔	舌苔干燥少津	津液已伤
	糙苔	苔质干燥粗糙，扪之碍手	津伤已极
	腐苔	苔质疏松，颗粒较大，形如豆腐渣堆积舌面，边中皆厚，刮之易去	痰浊、食积

（续表）

舌 苔		异 常 表 现	临 床 意 义
苔质	腻苔	苔质致密,颗粒细小,融合成片,如涂有油腻之状,中厚边薄,紧贴舌面,刮之难去	痰饮、食积、湿浊
	剥落苔	舌本有苔,疾病过程中全部或部分脱落,脱落处光滑无苔	胃气不足、胃阴损伤或气血两虚

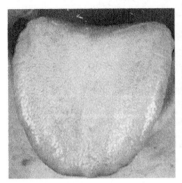

图1-114 薄苔

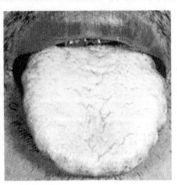

图1-115 厚苔

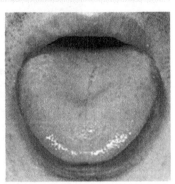

图1-116 润苔

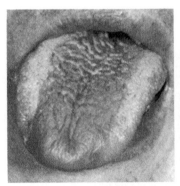

图1-117 燥苔

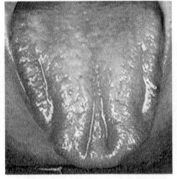

图1-118 腻苔

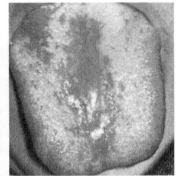

图1-119 腐苔

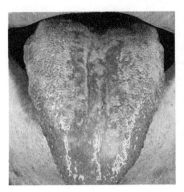

图1-120 剥苔

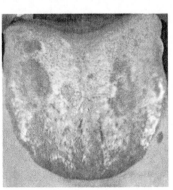

图1-121 地图舌

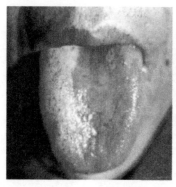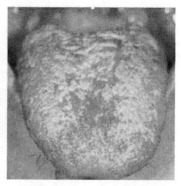

图1-122　偏苔　　　　　　　　　　　图1-123　假苔

7. 对苔色的判断　苔色指舌苔的颜色，主要有白苔、黄苔、灰黑苔三类，既可单独出现，也可同时出现，舌苔颜色变化可出现于全舌，也可在局部。判断苔色时要注意询问受检者就诊前饮食和服药情况。描述时一般苔色在前，苔质在后，但出现薄苔时，一般"薄"在前，色在后，如"苔厚黄而干燥""苔薄白而润"；不同苔色同时出现时，主色在前，次色在后，如"苔黄中根部灰黑"；相同苔色深浅不一时，可以根据情况加上表示程度的词语，如"苔微黄""苔浅黄"等（见表1-40）。

表1-40　望苔色

类　　别		舌　　象	临　床　意　义
白苔	薄白苔	舌上薄薄的分布一层白色舌苔，透过舌苔可以看到舌体	正常舌苔，疾病情况下主表证、寒证
	厚白苔	苔白而舌边尖稍薄，中根部较厚，舌体被舌苔遮盖而不能透出者	湿证
	积粉苔	苔白如积粉，扣之不燥者	温病秽浊湿邪与热毒相结
黄苔	淡黄苔	又称微黄苔，是在薄白苔上出现均匀的浅黄色	热轻
	深黄苔	又称正黄苔，苔色黄而略深厚	热重
	焦黄苔	又称老黄苔，是正黄色中夹有灰褐色苔	热极
灰、黑苔	灰　苔	苔色浅黑	邪热炽盛，或阴寒内盛，痰湿久郁等证，灰黑色浅而润多主寒；色深而燥多属热
	黑　苔	苔色深黑	

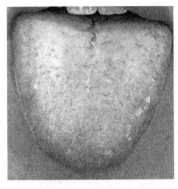

图1-124 薄白苔

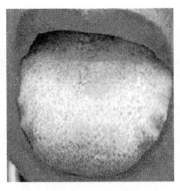

图1-125 白厚苔

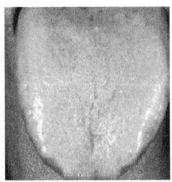

图1-126 黄苔

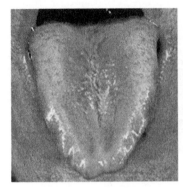

图1-127 深黄苔

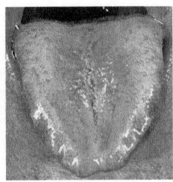

图1-128 焦黄苔

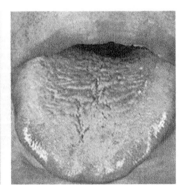

图1-129 灰黑苔

（五）舌诊操作流程

第一步：体位。采取坐位或仰卧位，面向自然光线，医生的视线稍高于受检者舌头。

第二步：伸舌的姿势。受检者略扬起头，尽量张开口，将舌自然地伸出口外，舌体放松，舌面平展，舌尖略向下，使舌体充分暴露。

第三步：望舌的顺序。望舌时首先看舌体，看舌体时先观察舌色，再看舌形、舌态；其次看舌苔，最后观察舌下脉络。望舌的顺序一般是先看舌尖，再看舌中、舌边，最后看舌根部。

第四步：填写舌象结果报告。综合舌体、舌苔和舌下络脉的特点，判别舌象特征，填写舌象结果报告。

二、示教

（一）示范

首先，可由带教老师进行望舌的操作示范，可配以相关教学图片及视频。然后，由学生两两配对进行练习，带教老师进行规范指导。带教老师还可以分别示范各种体位、伸舌姿势等，由学生判断正确与否。还可利用教学视频，或同学练习时出现的错误，由学生指出错误之处,提出正确的方法或纠错的方法。

(二)示教内容

要求打好望舌基础,训练望舌的正确度和准确度,熟练刮舌法操作。

1. 体位和伸舌姿势 进行望舌的体位和伸舌的姿势训练,掌握正确的伸舌姿势和体位。

2. 望舌的顺序和内容 首先从整体上了解舌色、舌形、舌态特征,接着按舌尖、舌中、舌边,最后舌根部的顺序进行望舌,观察各个部位的舌色、舌形,再望舌苔,并进行刮舌法练习,最后观察舌下脉络。

3. 望舌流程的综合体验 按照实验操作方法和步骤,有序地进行中医舌诊操作的综合训练。

三、案例训练

 案 例

李某,男,48岁,干部。胃病已10年,近年来胃脘部胀痛加剧,夜寐不安,食欲锐减,逐渐消瘦。经钡餐透视诊断为幽门痉挛、十二指肠幽门梗阻、胃大弯透亮阴影(发炎)。症状日渐加重,因胃脘胀痛益甚,故三餐改为半流饮食,但仍不能化,最后改为全流饮食已3周。患者经常头晕、失眠、口苦,右胁疼痛,小便短赤,大便秘结,舌红,苔黄厚,脉弦细。

思考题:

本案例中苔黄是否为染苔,如何判断?

答案:

染苔是指某些饮食或药物,会使舌苔染色,如食用橘子、核黄素、蛋黄等可使舌苔染成黄色,跟病情不相符合。判断本案例中的黄苔是否属于染苔,可以询问患者在就诊前是否进食能使舌苔染成黄色的食物或药物。本案例中舌象与患者的病情相符,不属于染苔。本案例辨证为胃脘痛,因肝郁日久,化火犯胃所致。

(选自张文康主编《中国百年百名中医临床家丛书》盛国荣医案)

【实训小结】

(1)注意望舌时进行规范化操作,按照望舌流程进行规范化操作。

(2)要注意正确自然伸舌姿势,正确的望舌顺序,在带教老师指导下,同学相互望舌,互相纠正。

(3)注意望舌的光线,望舌时聚精会神,一次望舌时间一般为10～15秒。

(4)望舌要按先望舌体,再望舌苔,最后望舌下脉络;先舌尖,再舌中、舌边,最后舌根的顺序。同时注意望舌体包括舌神、舌色、舌形、舌态,望舌苔苔色、苔质,不要有漏项。

（5）望舌时除了要注意光线、饮食或药物、伸舌姿势和口腔等对舌象的影响,还要考虑生理因素如年龄、性别、体质等因素对舌象的影响,还要考虑先天性因素。

（6）舌象要按照临床应用观察舌体的神、色、形、态和舌苔的苔色、苔质,根据望舌结果进行舌象判别。

望舌的操作和望舌的内容看似复杂,但只要打好扎实的基础,经过一定规范的训练,就能化繁为简,操作就显得简单便捷。在训练时应按操作流程和步骤,养成良好的舌诊顺序,临床应用舌诊时就能将舌诊信息收集完善。

【参考文献】

[1]李灿东,吴承玉.中医诊断学[M].北京:中国中医药出版社,2012.

[2]陆小左.中医临床技能丛书·中医诊断学技能实训[M].北京:中国中医药出版社,2010.

[3]李灿东.中医诊断临床模拟训练[M].北京:中国中医药出版社,2009.

实训五　望小儿指纹

望小儿指纹,又称望小儿示指络脉,是观察3岁以内小儿示指掌侧前缘浅表络脉之形与色的变化以诊察病情的方法。

望指纹是儿科诊病的重要方法之一,适用于3岁以下婴幼儿。因婴幼儿脉部短小,切脉时只能以"一指定三关",加之诊病时又每多哭闹,易使切脉失真,故诊脉多有不准。又3岁以内小儿皮肤娇嫩,"指纹"显示清晰,易于观察,所以可通过望指纹来诊察病情。

【实训目的】

（1）掌握望小儿指纹的方法和技能。

（2）熟悉小儿指纹纹位、纹态、纹色、纹形的改变及临床意义。

【实训内容】

（1）望小儿指纹的操作要点。

（2）常见小儿指纹的异常表现。

（3）结合病案分析,辨别小儿指纹纹位、纹态、纹色、纹形改变的临床意义。

【重点难点】

（1）重点：常见小儿指纹的异常表现及临床意义。

（2）难点：望小儿指纹的方法和技能操作。

【实训操作方法】

一、操作要点

（一）望小儿指纹的方法

1. 准备工作　医生先让小儿在较为安静的环境中休息片刻，以减少各种因素的干扰。

2. 三关确定方法　小儿示指按指节分为三关：示指第一节，即掌指横纹至第二节横纹之间，为风关；第二节，即第二节横纹至第三节横纹之间，为气关；第三节，即第三节横纹至指端，为命关（见图1–130）。

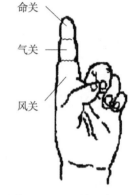

图1–130　三关示意图

（二）小儿病理指纹

对小儿病理指纹的观察，应注意其纹位、纹态、纹色、纹形四方面的变化，其要点可概括为：三关测轻重，浮沉分表里，红紫辨寒热，淡滞定虚实。

1. 三关测轻重　根据络脉在示指三关出现的部位，可以测定邪气的浅深，病情的轻重。

指纹显于风关：是邪气入络，邪浅病轻，可见于外感病初起。

指纹达于气关：是邪气入经，邪深病重。

指纹达于命关：是邪气入于脏腑，病情严重。

指纹直达指端（称透关射甲）：提示病情凶险，预后不良。

2. 浮沉分表里

指纹浮而显露：为病邪在表，见于外感表证。因外邪袭表，正气抗争，气血趋向于表，故指纹浮显。

指纹沉隐不显：为病邪在里，见于内伤里证。因邪气内困，阻滞气血难于外达，故指纹沉隐。

3. 红紫辨寒热　指纹的颜色变化，主要有红、紫、青、黑、白等。

指纹偏红：属外感表证、寒证。因邪正相争，气血趋向于表，指纹浮显，故纹色偏红。

指纹紫红：属里热证。因里热炽盛，脉络扩张，气血壅滞，故指纹紫红。

指纹青色：主疼痛、惊风。痛则不通，或肝风内动，络脉郁滞，气血不通，故纹色青紫。

指纹淡白：属脾虚、疳积。因脾胃气虚，生化不足，气血不能充养络脉，故纹色淡白。

指纹紫黑：为血络郁闭，病属重危。因邪气亢盛，心肺气衰，脉络瘀阻，故见指纹紫黑。

一般来说，指纹色深暗者，多属实证，是邪气有余；纹色浅淡者，多属虚证，是正气不足，故《四诊抉微·卷之三·三关脉纹主病歌》说："紫热红伤寒，青惊白是疳。"

4.淡滞定虚实

虚证：指纹浅淡而纤细，其分支不显者，多属虚证。因气血不足，脉络不充所致。

实证：指纹浓滞而增粗，其分支显见者，多属实证。因邪正相争，气血壅滞所致。

表1-41　望小儿指纹

小 儿 指 纹	异 常 表 现
三关测轻重	指纹显于风关
	指纹达于气关
	指纹直达指端（称透关射甲）
浮沉分表里	指纹浮而显露
	指纹沉隐不显
红紫辨寒热	指纹偏红
	指纹紫红
	指纹青色
	指纹淡白
	指纹紫黑
淡滞定虚实	指纹浅淡而纤细
	指纹浓滞而增粗

（三）望小儿指纹操作流程

第一步：抱小儿向光而坐。

第二步：握指。诊者用左手拇指和示指轻握小儿示指末端（见图1-131）。

第三步：推指。诊者以右手大拇指指腹，轻柔地从指尖向指跟部（从命关向气关、风关）直推，反复数次，使指纹显露，以便于观察（见图1-132）。

第四步：换手再诊。重复以上操作方法。

第五步：仔细观察指纹的形态色泽变化，诊察内在的变化。

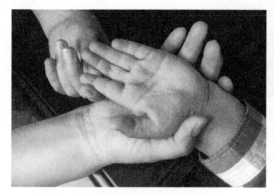
图1-131　握指

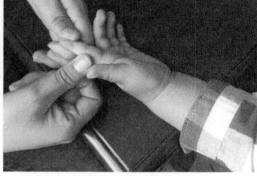
图1-132　推指

二、示教

（一）示范

首先，可由带教老师示范望小儿指纹操作方法，并随之配以相关教学图片及视频。然后，由学生两两组对自行练习，带教老师进行规范指导，其中可加入错误示范，错误示范可为现有教学视频，也可由带教老师自行模拟示范，然后由学生指出错误，并提出正确的方法。

（二）示教内容

1. 握指、推指单项训练　首先进行握指训练，然后进行推指训练，掌握操作的正确度和准确度。

2. 望小儿指纹流程的综合体验　按照实验操作方法和步骤，有序进行望小儿指纹操作的综合训练。

三、案例训练

刘某，女，2岁，因"反复呕吐3个月余"就诊。患儿近3个月来经常呕吐，一般为朝食暮吐，吐出清稀胃内容物，夹有少量不消化食物，大便不调，面色白，四肢欠温，舌淡苔白，指纹沉隐变细，淡白，达于命关，分支不显。

思考题：

（1）该患者的证型是什么？

（2）临床"指纹沉隐变细，淡白，达于命关，分支不显"常见于什么证型？

答案：

（1）患者的证型为脾胃虚寒证。

（2）指纹沉隐变细，淡白，达于命关，分支不显属虚证、寒证，病位在里。

案例 2

陈某，男，2岁1个月，因"手足蠕动，时作时止1日"就诊。患儿10余日前因饮食不洁致呕吐泄泻，每日泻10余次，经治疗，虽有好转，但病情迁延反复，患儿精神不佳，1日前开始出现手足蠕动，时作时止，大便清稀，自汗出，精神萎顿，舌质淡，苔薄白，指纹沉隐，淡白，达于命关，指纹变细，分支不显。

思考题：

（1）患儿所患何病？

（2）临床"指纹沉隐，淡白，达于命关，指纹变细，分支不显"常见于什么证型？

答案：

（1）患者所患疾病为慢惊风。

（2）指纹沉隐，淡白，达于命关，指纹变细，分支不显属虚证、寒证，病位在里。

【实训小结】

（1）望小儿指纹时注意规范化操作，按照顺序进行操作。

（2）要注意望小儿指纹的训练，在带教老师指导下，同学相互切磋，互相纠正。

（3）望小儿指纹时，保持环境安静。诊病时因小儿易哭闹，常给望指纹带来困难，所以医生在望小儿指纹时应和蔼可亲，或使用玩具，以消除小儿对医生的恐惧感及陌生感，使小儿保持安静。

（4）望小儿指纹时，注意仔细观察指纹的沉浮、颜色、长短、形状等方面的变化。

（5）重视个体差异，体质有强弱胖瘦之别，反映在指纹上也各有不同，应综合考虑。

（6）注意指纹与证合参，以明确指纹色泽形态变化与患儿临床表现之间的内在联系。望小儿指纹是中医诊察疾病的方法之一，临床若完全根据指纹诊病，难免会有所遗漏，应与其他诊法相结合，即四诊合参，互为印证，综合运用，方能保证诊断的正确性。

【参考文献】

［1］李灿东，吴承玉.中医诊断学［M］.北京：中国中医药出版社，2012.

［2］陆小左.中医诊断学技能实训［M］.北京：中国中医药出版社，2010.

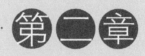

闻诊基本技能训练

闻诊包括听声音和嗅气味两个方面内容，是医生通过听觉和嗅觉了解由患者发出的各种声音和气味，以诊察疾病的方法。在临床上闻诊应在较安静适宜的环境中进行，医生在进行其他诊法的过程中，还应当用心听患者所发之声音和嗅患者发出的气味，必要时应结合其他诊法以进行资料的补充。

实训　闻诊的内容与方法

【实训目的】

（1）掌握闻诊的基本方法、注意事项。掌握正常声音的特点。掌握异常声响、异常声音、异常语言的表现、临床意义，如发音、音哑、失音、呻吟、惊呼的表现、临床意义，谵语、郑语、夺气、独语、错语、狂言、言謇的特点、临床意义，喘和哮、短气的特征、区别、临床意义，常见咳声的特点、临床意义，虚实寒热诸证呕吐的特点、临床意义，呃逆、嗳气、鼻鼾、呵欠、喷嚏、太息、肠鸣的特点、临床意义。

（2）熟悉病理语声的一般规律。熟悉不同异常声音、异常语言的区别，如失音与失语的区别，呻吟、惊呼的表现、临床意义，语言异常所主病证的一般规律，顿咳和白喉的咳声特征，肠鸣异常的表现、临床意义，口气、痰涕之气、汗气、呕吐物之气、二便之气、经、带、恶露之气的异常变化、临床意义。

（3）了解闻声音、语言的原理，影响正常声音的因素，了解病室气味所主的常见病证。

【实训内容】

（1）正常声音、正常语言的特征。

（2）比较声音重浊、声音嘶哑、失音等声音特征，并推断其临床意义。

（3）比较谵语、郑语、夺气、独语、错语等语言特征，推断其临床意义。

（4）比较常见咳声、哮、喘、气短、呵欠、喷嚏、太息等声音特征，推断其临床意义。

（5）比较呕吐、呃逆、嗳气等声音特征，推断其临床意义。

（6）纵向比较声音、语言、气味的特征，从病位、病性、症状、诱因等方面推断其临床意义。

【重点难点】

通过学习各声音、语言、气味的特征，准确判断出不同异常语言、声响，并从病位、病性、症状、诱因等方面推断出临床意义。

【实训操作方法】

一、操作要点

1. 细致、敏感的体会

（1）用耳朵听患者的异常声音、语言，结合对人体正常发声的理解来思索其病位的初步情况，用鼻子靠近患者，了解患者的体味、异常气味，同时用眼睛搜索异常声音、气味发出的部位，结合所学到的闻诊知识进行初步的临床判断。

（2）通过问诊思索其病性，进一步明确其具体病位，了解其病情的发生发展情况及其与其他相邻脏腑之间的关系。

2. 须与望诊、问诊、切诊（按诊）结合进行闻诊

二、示教

（1）播放闻诊相关教学音频或释放模拟气味标本，进行实际闻诊的判断训练。

（2）学生讨论、发表观点、阐述判断依据，带教老师以不同观点为切入点，进行点评、讲解，加深同学们对闻诊的理解和掌握。

三、案例训练

案 例 1

张某，女，52岁。患者5日前因外出淋雨受惊，出现打喷嚏，流清涕，全身酸痛，自服感

冒药"维C银翘片"后症状无缓解。诊时鼻流清涕,说话声音重浊,剧烈咳嗽,晨起咳少量白痰,全身酸痛,胃纳不佳,舌苔白腻,脉浮紧。

思考题:
患者为什么出现声音重浊?
答案:
患者5日前因外出淋雨受惊,出现打喷嚏、流清涕、全身酸痛等感冒症状,可判断为外感风寒,风寒犯肺,侵袭肌表;后出现晨起咳少量白痰,全身酸痛,胃纳不佳,舌苔白腻,乃淋雨外感风寒,湿痰内阻,使气道不畅,也因此出现语声重浊。

案例 2 经典医案分享

赵明之,米谷不消,腹作雷鸣,自五月至六月不愈。诸医以为脾受大寒,故并与圣散子、豆蔻丸,虽止一二日,药力尽而复作。诸医不知药之非,反责明之不忌口。戴人至而笑曰:春伤于风,夏必飧泄。飧泄者,米谷不化,而直过下出也。又曰:米谷不化,热气在下,久风入中。中者,脾胃也。风属甲乙,脾胃属戊己,甲乙能克戊己,肠中有风故鸣。《经》曰:岁木太过,风气流行,脾土受邪,民病飧泄。诊其两手脉,皆浮数,为风在表也,可汗之。直断曰:风随汗出。以火二盆,暗置床之下,不令病患见火,恐增其热。之入室,使服涌剂,以麻黄投之,乃闭其户,从外锁之,汗出如洗。待一时许开户,减火一半,须臾汗止泄亦止。

夫小儿悲哭,弥日不休,两手脉弦而紧。戴人曰:心火甚而乘肺,肺不受其屈,故哭,肺主悲。王太仆云:心烁则痛甚,故烁甚悲亦甚。今浴以温汤,渍形以为汗也。肺主皮毛,汗出则肺热散矣,浴止而啼亦止。乃命服凉膈散加当归、桔梗,以竹叶、生姜、朴硝同煎服,泻膈中之邪热。按:心火亢盛,上烁肺金。其在表者,汗而发之。

戴人路经古亳,逢一妇,病喜笑不止,已半年矣。众医治者,皆无药术矣,求治于戴人。戴人曰:此易治也。以沧盐成块者二两,余用火烧令通赤,放冷研细;以河水一大碗,同煎至三五沸,放温分三次啜之;以钗探于咽中,吐出热痰五升;次服大剂黄连解毒汤是也,不数日而笑定矣。《内经》曰:神有余者,笑不休。此所谓神者,心火是也。火得风而成焰,故笑之象也。五行之中,惟火有笑矣。

赵平尚家一男子,年二十余岁,病口中气出,臭如发厕,虽亲戚莫肯与对语。戴人曰:肺金本主腥,金为火所炼,火主焦臭,故如是也。久则成腐,腐者肾也,此极热则反兼水化也。病在上,宜涌之。先以茶调散涌,而去其七分;夜用舟车丸、浚川散,下五七行,比旦而臭断。呜呼!人有病口臭而终其老者,世讹以为肺系偏,而与胃相通,故臭。妄论也!

项关令之妻,病食不欲食,常好叫呼怒骂,欲杀左右,恶言不辍。众医皆处药,几半载尚尔,其夫命戴人视之。戴人曰:此难以药治。乃使二娼,各涂丹粉,作伶人状,其妇大笑；次日，又令作角抵，又大笑；其旁常以两个能食之妇，夸其食美，其妇亦索其食，而为一尝。不数日，怒减食增，不药而瘥，后得一子。夫医贵有才，若无才，何足应变无穷？

（选自《儒门事亲》）

【实训小结】

表2-1　闻诊小结（1）

名　称		特　　　征	临　床　意　义
听声音	正常	发声自然、音调和畅	正常
	音哑	语声嘶哑 （金实不鸣、金破不鸣）	病轻；外感或痰湿壅肺，肺失清肃，邪闭清窍 （新病——实证，久病——虚证）
	失音	语而无声 （妊娠失音）	病重；各种原因导致阴虚火旺，肺肾内伤
	鼻鼾	熟睡或昏迷时喉鼻发出的一种声响	气道不利
	呻吟	病痛难忍所发出的痛苦哼哼声	多为身有痛楚或胀满
	惊呼	突然发出的惊叫声	惊恐或剧痛
	呵欠	张口深舒气，微有声响	正常人；阳虚阴阳气不相接
	正常	言语清楚，言与意符合	正常
	谵语	神识不清，语无伦次，声高有力	热入心包、实热、痰热扰心之实证
	郑声	神识不清，语言重复，时断时续，语声低弱模糊	心气大伤，精神散乱之虚证，病多危重
	独语	自言自语，喃喃不休，见人语止，首尾不续	实证：气郁痰结，阻闭心窍，癫病、郁病 虚证：心气不足，神失所养
	错语	语言错乱，语后自知言错	实证：痰湿、瘀血、气滞阻滞心窍 虚证：心气不足，神失所养
	狂言	精神错乱，语无伦次，狂躁妄言	痰火扰神，阳证、实证
	语謇	神志清楚，思维正常，但吐字困难、吐字不清楚，或与舌强并见	风痰阻络、中风先兆或中风后遗症
	正常	16～20次/分，通畅，气息平稳，听诊呼吸音清晰	正常
	喘	呼吸困难，短促急迫，甚则鼻翼煽动，张口抬肩，不能平卧 实喘：发病急骤，气粗声高，胸中胀满，以呼出为快 虚喘：病势缠绵，声低息弱，短促难续，动则喘甚	实喘：邪气壅肺，肺失宣降 虚喘：肺肾气虚，摄纳无权

（续表）

名　称		特　　征	临　床　意　义
听声音	哮	呼吸急促似喘,喉间有哮鸣音	宿痰内伏,复感外邪,因寒湿、生冷而诱发
	短气	呼吸比平常人急而短,快而不相接续,似喘而不抬肩,似呻吟而无痛楚,呼吸虽急而无痰声,短气有虚实之分	虚证:肺脾气虚 实证:痰饮、气滞、瘀血阻肺
	少气	呼吸微弱虚怯声低,气少不足以息,言语无力	肺肾气虚,诸劳虚损,久病体虚
	咳	有声无痰	肺失肃降,肺气上逆
	嗽	有痰无声	肺失肃降,肺气上逆
	咳嗽	有痰有声	肺失肃降,肺气上逆
	寒咳	咳声重浊,痰白清稀	风寒束肺或寒邪客肺,肺气上逆
	热咳	咳声不扬,痰稠色黄,咽喉干痛	热邪犯肺,气机壅滞,肺气上逆
	燥咳	干咳无痰或痰少而黏,不易咳出	阴虚肺燥或燥邪犯肺,肺失清润肃降
	痰咳	咳而声低,痰多易咯,甚则气喘痰鸣	痰湿阻肺,肺失宣降
	顿咳	咳声短促,是阵发性、痉挛性,连声不断,咳后有回声,如鸡啼样,并反复作	"百日咳"由风邪与伏痰搏结,郁而化热,阻遏气道
	白喉	咳声如犬吠,伴语声嘶哑,吸气困难	肺肾阴虚,火毒攻喉
	呕吐	有声有物	胃失和降,胃气上逆
	吐	有物无声	胃失和降,胃气上逆
	干呕	有声无物	胃失和降,胃气上逆
	呃逆 (哕)	咽喉部发出的一种不由自主的冲击声,声短而频,呃呃作响	胃气上逆
	嗳气 (噫气)	气从胃中向上,出于咽喉声音,起声长而缓	或饱食
	太息	发出的长吁或短叹声	肝气郁结
	喷嚏	肺气上冲于鼻而发出的声响	新病——实证,久病——虚证
	肠鸣	腹中胃肠蠕动漉漉作响 得温得食则减,受寒、饥饿加重 胃脘部振动有声,如囊裹水,起立或以手按抚则其声下行 腹中雷鸣,脘腹痞满,大便溏泄 肠鸣完全消失,且腹部胀痛拒按,或呕吐、便秘	胃肠虚寒 水饮停胃 风寒湿邪客于肠道 胃肠气滞重症

（续表）

名　称	特　　征	临　床　意　义
嗅气味	口臭	口腔不洁、龋齿或消化不良
	口气酸臭	宿食内积
	口气臭秽	胃热
	口气腐臭	牙疳，或某些内痈溃腐者
	口气蒜臭	有机磷中毒
	口中有金属气味	铅、砷、汞等金属中毒
	鼻渊：鼻出臭气者，流浊涕	湿热上蒸
	鼻藁：鼻腔干燥，臭秽，有黄绿干痂嗅觉减退	燥热邪毒侵袭，伤津耗液，鼻失滋养
	汗腥膻气	风湿热久蕴于皮肤，多见于风湿、湿温、热病
	汗气臭秽	瘟疫或暑热火毒入侵
	汗尿臊气	水肿晚期
	狐臭	腋下随汗散发臊臭气者，湿热内蕴
	浊痰脓血	肺痈，热毒炽盛
	痰无味	多为寒痰
	痰味腥者	肺热壅盛
	流浊涕	鼻渊
	清涕无味	外感风寒
	便酸臭	肠有郁热
	便溏味腥	脾胃虚寒
	便如败卵，酸腐臭秽	宿食停滞
	尿臊臭	湿热下注
	尿甜、苹果样气味	消渴病
	清稀无臭	胃寒
	味酸臭秽	胃热 呕吐未消化食物
	味酸腐	食积
	无酸腐味	气滞
	脓血腥臭	溃疡
	尸臭	脏腑衰败，病属危重
	血腥臭	多患失血证，如咯血、吐血、呕血、便血、产后大出血等
	尿臊气（氨水味）	水肿病晚期（尿毒症）
	烂苹果气味（酮体气味）	消渴病

表2-2　闻诊小结（2）

名称	症　状	病因	病　机	病位	病　势
喘	呼吸急促,呼吸困难为主,无痰鸣音	外邪内伤	气机升降出纳失常	肺、肾、心	实喘在肺,虚喘在肺、肾,重症可影响心
哮	呼吸急促,伴有痰鸣音	内有宿痰	痰气壅塞气道,肺失肃降	肺、肾	发作期以邪实为主,缓解期以正虚为主

　　喘以气息名,喘不兼哮,呼吸困难为主,无痰鸣音,常见于急、慢性肺病中,无宿根。哮以声响名,多兼喘,有痰鸣音,病有宿根,反复发作。

表2-3　闻诊小结（3）

名称	症　　状	病因病机	病　势
少气	呼吸比较自然,气少不足以息,声低不足以听,数而连续	内伤久病体虚或肺肾气虚	虚证为主
短气	呼吸急而短促,不相接续		有虚有实

第二章
问诊基本技能训练

　　问诊是医生通过对患者或陪诊者进行有目的的询问，了解疾病的发生、发展、诊治过程、现在症状及其他相关情况，以诊察病情的一种方法。问诊的内容包括一般情况、主诉、现病史、既往史、个人生活史、家族史。临床上，应根据患者初诊或复诊、门诊或住院等具体情况，进行有针对性的询问。问诊过程是医患沟通的过程，因此，能否通过问诊获得全面、准确的病情资料，除与医生（询问者）所掌握的医学知识有关外，还与问诊的技巧和方法密切相关。故学习问诊时，除了熟悉问诊的内容，掌握常见症状表现特点及其提示的临床意义外，还应该掌握问诊的方法及注意事项。这样才能通过询问获得可靠的病情资料，为进一步的病证辨识及处方用药奠定基础。

实训一　问诊的方法

【实训目的】

　　（1）掌握问诊的基本方法、操作规程及注意事项。

　　（2）掌握问诊的常见症状特征及其临床意义。

　　（3）熟悉问诊的内容。

【实训内容】

(1)通过播放问诊视频,由带教老师以病例的医患对话过程为蓝本,仔细讲解问诊时应该采用的语言形式,如何询问主症及其出现的时间、主症的特点(性质)、起因或诱因、治疗经过、其他症状、平素身体健康状况、过去曾患疾病、过敏史、手术史、生活经历、精神情志、生活起居状况、婚姻生育情况、家庭成员情况等。

(2)带教老师对病例中的问诊内容进行归纳,提炼主诉、现病史、既往史、个人生活史、家族史。

(3)带教老师对病例中问诊过程进行总结,并分析问诊的思辨过程。

(4)带教老师将学生分成小组,给出一个新的病例,由学生分组讨论该病例,并选出学生代表,根据脚本内容模仿医患,将其演绎为问诊情景模拟片段。

(5)由同学对问诊过程进行分析,提炼出主诉、现病史、既往史、个人生活史、家族史。

(6)由带教老师对学生的问诊角色模拟表演做出评价,评价内容包括:① 问诊语言,包括语言的表达是否准确,问诊语言是否通俗。② 问诊方法,包括是否围绕主诉进行询问,逻辑性是否强,当被问者叙述不清时,提问者是否有适当的提示。③ 问诊内容,包括主症、起因、诱因、时间、部位、特点(性质)、治疗经过、其他症状、平素身体健康状况、过去曾患疾病、过敏史、手术史、生活经历、精神情志、生活起居状况、婚姻生育情况、家庭成员情况等。

【重点难点】

(1)重点:问诊的基本方法、操作规程及注意事项。

(2)难点:问诊过程中问辨结合的方法和思路。

【实训操作方法】

一、操作要点

(一)询问主症及出现的时间

主症是在问诊过程中,患者叙述的其感到最痛苦、最需要解决的症状。开始询问时,医生一般采用的询问语言为"您哪里不舒服",此时患者一般会叙述其主症,但有时有些患者会从起病时的表现说起,叙述的症状较多,遇到这种情况,医生应学会引导,如询问患者"您感到最不舒服的表现是什么",引导患者说出"主症",并进一步询问主症出现的时间,可采用"这个表现是什么时候开始出现的"或者"这种情况有多久了"等询问形式。

(二)围绕主症,全面询问

患者诉说出主症后,医生应围绕"主症"展开全面的询问,询问的要点包括以下内容。

1. **主症的特点**　医生应仔细询问主症的特点,如以头痛为主症,应询问具体的疼痛位置,不同的位置代表不同的经络,如前额连及眉棱骨痛,为阳明经头痛;询问是何种疼痛性质,如胀痛、刺痛、重痛等;疼痛是持续出现,还是间断发生。

2. **主症出现的原因或诱因**　医生应询问主症出现的原因或诱因,如以"胸闷"为主症,医生询问"怎么引起的胸闷""您觉得出现胸闷有什么原因吗""什么情况下会出现胸闷""您觉得在什么情况下胸闷会加重",即在询问"胸闷"的原因或诱因。询问主症出现的原因或诱因,对于医生判断病证有一定的意义,如患者叙述"生气时会出现胸闷"或"生气时会加重胸闷",则提示胸闷与肝气郁滞有一定的关系。

3. **病情变化过程**　病情变化过程指患者从起病到本次就诊时的病情发展变化情况。医生一般按发病时间的先后顺序进行询问,如发病后某一阶段有哪些症状表现,症状的特点(性质)、程度等有何变化,何时或什么原因症状加重或减轻,何时出现新的症状,病情变化有无规律等。询问病变过程,可帮助医生了解疾病的病机演变情况及发展趋势。

4. **诊治经过**　诊治经过指患者患病后至此次就诊前所接受过的诊断与治疗情况。医生询问时,对于初诊患者,应按时间顺序详细询问曾做过哪些检查,结果如何;做过何种诊断,诊断依据是什么;进行过哪些治疗,治疗的效果及反应如何等。患者的既往诊治情况,对当前的诊断和治疗有重要的参考和借鉴作用。

5. **兼有症状**　兼有症状是指患者就诊时叙述的除了主症之外的其他症状表现,如以"恶寒发热"为主症,医生询问"还有什么其他不舒服的表现",患者叙述的"鼻塞、流清涕、颈项后背疼痛"等即是兼有症状。询问兼有症状,对于医生辨别病性有重要的意义。

(三)其他病情资料的询问

1. **既往史**　医生应询问患者的平素健康状况,患者平素的身体健康状况与当前的疾病可能有一定关系,可作为分析判断病情的参考依据。如素体健壮者,患病多属实;素体虚弱者,患病多属虚;素体阴虚者,易感温燥之邪而发为燥热之证;素体阳虚者,易受寒湿之邪而患寒湿病证等。

除平素健康状况外,既往史还包括既往患病情况,医生应询问患者过去曾患过的疾病及有无过敏史、外伤史、手术史等。患者过去曾患过的疾病,可能与现患疾病有密切联系,故对判断现患疾病有一定的参考价值。如哮病、痫病等疾病,虽经治疗后症状消失,但由于尚有宿根,故某些诱因可导致其旧病复发;儿童在麻疹流行季节,出现一些类似麻疹的表现,通过询问既往是否患过麻疹,即可做出鉴别诊断,若既往已患过麻疹的儿童,不再发麻疹。

2. **个人史**　医生应询问患者的生活经历、精神情志、平素的饮食起居及婚育状况等个人史内容。

生活经历包括患者的出生地、居住地及经历地。询问生活经历时,要特别注意地方病及患者的居住环境和条件、某些传染病的流行区域,以便判断现患疾病是否与此相关。如长期居住潮湿地带,易患风湿痹证等,而去过传染病流行区或疫区等,有可能罹患该种感染病或带有疫疠之邪气。

了解患者平素的性格特点、当前精神状况、本次患病与情志的关系,有助于疾病的诊断与治疗。如患者平素性格内向,处事谨小慎微,多气恼忧思者,易患焦虑、抑郁等精神疾患;此次患病与情志刺激有关者,患者易出现肝气郁结、肝郁化火等证候的表现,提示医生在运用药物治疗的同时,应辅以心理疏导,以便患者能尽快康复。

饮食起居包括平时的饮食嗜好与生活起居习惯等。询问饮食及生活起居习惯对于某些病证的判断有一定的意义。如嗜食肥甘者,易患痰湿之证;偏食辛辣者,易生热证;劳累过度,房室不节者,易耗伤精气,常患诸虚劳损、脏腑气血失调等。另外,了解患者的饮食嗜好及生活起居习惯,对分析患者的身体素质有一定意义。如平素喜热恶凉者,多为素体阴气偏盛;平素喜凉恶热者,反映出素体阳气偏盛。

对成年患者应询问其是否结婚、结婚年龄、有无生育、配偶健康情况及有无传染病、遗传病等。对女性患者要询问其经、带、胎、产的情况,如初潮年龄、绝经年龄、月经周期、行经天数,月经和带下的量、色、质等情况。对已婚妇女还应询问妊娠次数、生产胎数,以及有无流产、早产和难产等。

3. **家族史**　家族史是询问与患者有血缘关系的直系亲属(如父母、兄弟姐妹、子女等)及其他与患者有密切关系的人(如配偶)的健康与患病情况。必要时应注意询问直系亲属的死亡原因。询问家族史,有助于某些遗传性疾病和传染性疾病的诊断。

(四)问辨结合

医生在询问患者症状表现及相关病情的过程中,应结合中医理论,对询问结果进行归纳总结,根据主症及主要兼症,结合舌脉象,边问边辨。

二、示教

(一)示范

播放问诊方法的相关教学视频,展示正确的问诊片段及有误的问诊片段。正确的问诊片段应该包括以下内容。

1. **安静有序的诊室环境**　安静有序的诊室环境有利于患者消除顾虑,能充分叙述自己的各种不适表现,也有利于医生全神贯注地听取患者的诉说,以便获得真实、全面的病情资料。

2. **医生认真和蔼的态度**　医生询问患者时,态度要和蔼而严肃认真,耐心细致,全神贯注倾听患者的叙述。医生首先要有爱心,关心和理解患者,做到使患者感到亲切可近,愿意主动陈述病情,并注意观察患者的面部表情、身体姿势等予以及时、适当的语言和非语言方式的反馈,切忌敷衍了事、多语嘲笑或急躁情绪等的流露。

3. 医生恰当的问诊语言及平和的表情反应 医生询问患者时,语言要通俗易懂,忌用医学术语。医生在询问患者的过程中,对于患者的病情,切忌有悲观、惊讶的语言和表情反应,以免给患者增加思想负担,不利于病情的恢复。

4. 医生对患者进行适当的鼓励提示 问诊时,若患者叙述病情不够清楚、全面时,可适当给予患者启发式提问;遇到患者有难言之隐,不便说出,或对某些病情不便当众表述者,应消除患者的思想负担,或单独询问,以便其能无顾虑地叙述病情;遇到患者情绪消沉、不愿诉说时,应与患者进行良好的沟通,给予患者战胜疾病的信心,从而使患者能主动与医生配合,全面准确获取与病情有关的资料。但是医生不能凭自己的主观意愿去暗示或诱导患者,或强行询问患者的隐私,以避免所获病情资料的片面或失真。

5. 医生询问过程中正确的逻辑顺序 医生应围绕患者主症,全面询问,要显示出恰当的逻辑顺序,如询问主症及其出现的时间、主症的特点(性质)、主症出现的原因或诱因、病情变化过程、诊治经过、兼有症状、其他病情资料。

有误的问诊片段则显示上述部分内容的缺失或有误。

（二）示教内容

问诊的方法 带教老师指出上述有误的视频资料中缺失或错误的地方,并指出错误的原因,并针对上述视频中的正确问诊过程进行分析,仔细讲解问诊时采用的恰当的语言形式及问诊过程涉及的内容及逻辑顺序。

（三）问诊的内容

对上述相关教学视频进行分析,提炼出问诊的相关内容,包括以下几项。

1. 一般情况 包括患者的姓名、性别、年龄、民族、婚姻状况、职业、籍贯、工作单位、现住址等。

2. 主诉 是患者就诊时最感痛苦的症状或体征及其持续时间,是患者就诊的主要原因,通过主诉常可初步估计疾病的范围、类别和病势的轻重缓急。主诉的文字应简洁、精炼(一般不超过20字),包括症状(一般由一个或相互关联的两三个症状组成)的部位、性质、程度、时间等内容。应注意的是,一般不把病名或患者的诊断检查结果作为主诉。

3. 现病史 是围绕主诉从起病到此次就诊时,疾病的发生、发展、变化及诊治的经过。内容包括发病情况、病变过程、诊治经过、现在症状四部分。起病情况主要包括发病时间、可能的病因和诱因、最初症状及其特点、发病时曾做过的处理等。病变过程指患者从发病到就诊时的病情发展变化情况,如发病后某一阶段有哪些症状,症状的性质、程度有无变化,何时或什么原因导致症状加重或减轻,何时出现了新症状,病情变化有无规律等。诊治经过是指患者患病后至此次就诊前所接受过的诊断与治疗情况。问现在症状指对患者就诊时所感到的痛苦和不适,以及与其病情相关的全身情况进行详细询问。

4. 既往史　主要包括患者平素身体健康状况及过去曾患疾病的情况。曾患病情况包括患者过去曾患过的疾病及过敏史、外伤史、手术史等。

5. 个人史　主要包括患者的生活经历、精神情志、生活起居状况、婚姻生育情况等。

6. 家族史　主要包括患者的父母、兄弟姐妹、爱人、子女等以及与患者接触密切的其他人的健康和患病情况。

（四）问诊过程的思辨

带教老师对上述相关教学视频进行分析，根据主症及兼症，分析辨证思路。

三、案例训练

问诊案例

1. 患者一般情况

王某，女，35岁，北京某厂职工。已婚，汉族，籍贯北京。现住址：北京市朝阳区×小区×号楼×单元×室。2015年9月22日就诊。

2. 医患对话

医生：您哪里不舒服？

患者：我胃和肚子疼。

医生：具体哪个部位疼，您指给我看一下。

患者：就是这里疼（用手指上腹部剑突下胃脘处及肚脐上大腹处）。

医生：有多久了？

患者：1周多。

医生：什么原因引起的？

患者：1周前去南方旅游，吃了一些凉的肉粽子，就一直疼。

医生：怎么个疼法？

患者：胀着痛，吃完饭更明显。

医生：痛的时候您采取过什么措施吗？比如揉按。

患者：用手揉一会儿感觉会好一点。还有，我用暖水袋捂一会儿感觉就舒服一些。

医生：吃饭好吗？

患者：恶心，不想吃东西。

医生：大便怎样？

患者：大便总是不成形。

医生：平时觉得精力怎么样？

患者：常常觉得乏力，四肢没力量，有时候想锻炼锻炼，跟着别人跳健身舞，跳不了多
　　　长时间就很累。

医生：睡眠怎么样？

患者：睡得比较晚，睡觉还可以，就是梦多。

医生：以前出现过胃和肚子疼的情况吗？

患者：我的胃一直不好，吃点凉东西就会疼。

医生：这种情况有多久了？

患者：3年多了。

医生：当时是怎么引起的？

患者：以前我总上夜班，晚上睡不好觉，白天困，老睡觉，不好好吃饭，大概过了1年多就出现了胃疼。

医生：去医院看过吗，做过什么检查，吃过什么药吗？

患者：去附近的医院看过，做过胃镜，说是慢性浅表性胃炎，疼的时候吃点奥美拉唑和吗丁啉（多潘立酮）就会好一些。

医生：一般什么情况下会痛？

患者：加班的时候，累的时候，或吃东西不注意就会疼。

医生：您过去身体情况怎样？

患者：原来身体还可以，就是容易疲劳。

医生：得过其他的病吗？比如肝炎、肺结核、高血压、心脏病。

患者：没有。

医生：有药物或食物过敏的情况吗？

患者：没有。

医生：有过外伤吗，做过手术吗？

患者：没有。

医生：您出生在哪里，一直住在北京吗？

患者：我出生在北京，一直住在北京，偶尔去外地旅游。

医生：平时性格怎样，容易生气着急吗？

患者：还可以，不太爱生气。

医生：您抽烟、喝酒吗，平时喜欢什么口味的饮食？

患者：不抽烟，偶尔喝点红酒。喜欢吃清淡一点的东西，不敢吃太油腻的，一吃容易腹泻。

医生：您爱人身体好吗？

患者：他身体挺好的。

医生：您有孩子吗，身体好吗？

患者：有1个儿子，12岁了，身体还可以。

医生：您父母身体好吗，家里还有兄弟姐妹吗，他们身体怎么样？

患者：我父亲血糖有点高，母亲还可以。有1个哥哥，比我大6岁，身体还不错。

医生：观察面色（面色萎黄）。

医生：伸出舌头来让我看看（舌质淡嫩，苔白腻）。

医生：让我摸摸您的脉（脉沉细无力）。

......

思考题：

（1）该案例中患者诉说的主症及其出现的时间是什么，主症的特征及原因或诱因如何？

（2）询问兼症时采用了怎样的语言方式，兼症表现有哪些？

（3）本案例的问诊内容包括哪些？

（4）问诊过程中的辨证思路如何？

答案：

（1）主症及其出现的时间：脘腹胀痛反复发作3年余，加重1周。主症的特征：脘腹胀痛，喜温喜按，食后尤甚。主症出现的诱因：劳累或饮食不当时出现，本次因食用寒凉不易消化的食物所致。

（2）兼症的询问方式：询问时用启发式语言，避免了诱导式语言。如本案例的问法"还有什么不舒服的表现""大便怎样"等。本案例的兼症有：食欲不振，恶心，便溏，乏力。

（3）问诊的内容：对本案例进行总结后，涉及的问诊内容如下。

1）一般情况：王某，女，35岁，北京某厂职工。已婚，汉族，籍贯北京。现住址：北京市朝阳区×小区×号楼×单元×室。

2）主诉：反复脘腹胀痛3年余，加重1周。

3）现病史：患者于3年前，因上夜班，睡眠饮食不规律而出现胃脘痛，后去附近医院就诊，做胃镜示"慢性浅表性胃炎"。患者于劳累或饮食不当时出现胃脘痛，服用奥美拉唑和多潘立酮（剂量不详）后疼痛缓解。平素常有便溏，乏力表现。于1周前因去外地旅游，食用凉粽子后出现脘腹胀痛，伴有食欲不振，恶心。体查面色萎黄，舌淡嫩，苔白腻，脉沉细无力。

4）既往史：既往无肝炎、肺结核、高血压病、心脏病史。无药物过敏史。无外伤及手术史。

5）个人生活史：出生于北京，一直居住于北京。平素情绪尚可。无烟酒嗜好。已婚，育有一子。

6）家族史：父母健在，有一兄，身体健康，其爱人及儿子身体健康。

（4）本案例问诊过程中的辨证思路如下：本案例主症脘腹胀痛，喜温喜按，食后尤甚，初步提示为虚寒证。发作特点为常于劳累或吃寒凉不易消化的食物时发作，且伴有食欲不振、恶心、便溏,进一步提示为虚证表现。故询问精力情况,本案为乏力,且结合病程长及舌脉象特点(舌淡嫩,脉沉细无力),可得出脾胃阳虚的证候诊断结论。

【实训小结】

(1)问诊的方法:问诊时应注意抓住重点(即患者的主症或主诉),并围绕此重点,问辨结合,系统询问,以获得较为全面的临床信息。具体询问时,还应做到态度和蔼认真,语言通俗易懂,切忌使用患者听不懂的医学术语;当患者叙述的病情不够全面及清楚时,可适当给予启发式的提问,但绝不能凭医生的主观意愿去诱导和暗示患者,以避免所获得的病情资料片面或失真。对于患有急性病或病情危重的患者,应抓住主症扼要询问,重点检查,迅速治疗,以抢救患者生命为先,待病情稳定后,再进行详细询问。

(2)问诊的内容:全面的问诊包括一般情况、主诉、现病史、既往史、个人史、家族史。但也要根据首诊患者、复诊患者或住院患者、门诊患者的不同,分别有所侧重。首诊患者一般要进行全面的问诊,而复诊患者主要侧重询问用药前后的病情变化,包括有哪些症状改善或消失,哪些症状没有发生变化,有哪些新出现的症状,用药后的效果如何等。门诊患者的询问内容比住院患者简略。

实训二　问现在症

【实训目的】

(1)掌握现在症的询问方法。
(2)掌握现在症的表现特征及其临床意义。

【实训内容】

(1)问现在症的范围较广。主要包括问寒热、汗出、疼痛、头身胸胁脘腹、睡眠、饮食、二便及男女一些特殊症状等。带教老师示范,举例说明问现在症中一些常见症状的询问方法及其临床意义。

(2)带教老师将学生分成小组,给出一个新的病例,由学生分组讨论该病例,并选出学生代表,根据病例内容模仿医患,将其演绎为问诊情景模拟片段。

(3)由同学对各组学生演绎的问诊情景模拟片段中涉及的问诊方法及内容进行分析,并指出问诊中涉及的临床意义。

(4)由带教老师对学生的问诊角色模拟表演做出评价,评价其问诊方法的恰当性及学生分析的临床意义是否准确。

【重点难点】

(1)重点：问诊中涉及症状的询问方法、问诊内容及其临床意义。

(2)难点：对问诊中涉及症状的临床意义的分析判断。

【实训操作方法】

一、操作要点

(一)问寒热的方法、内容及其临床意义

1.问寒热的方法　寒热是指患者怕冷或发热的感觉。寒即怕冷，是患者的主观感觉，包括以下方面。

恶寒：指患者自觉怕冷，多加衣被或近火取暖而寒冷不缓解者。

恶风：指患者遇风觉冷，避之可缓的症状，较恶寒轻。

畏寒：指患者身寒怕冷，加衣覆被，或近火取暖而寒冷能缓解者。

寒战：指恶寒严重，而伴有全身发抖的症状，为恶寒之甚。

热即发热，除指体温高于正常外，还包括体温正常，但患者自觉全身或某一局部发热，如五心烦热、骨蒸发热等。

因寒热表现可单独出现，也可合并出现，还可以交替出现，所以应询问寒热出现的形式，出现的时间、轻重及相关的兼症。

2.问寒热的内容及其临床意义　见表3-1。

表3-1　问寒热

类　型	寒热特征	常　见　病　证
恶寒发热	恶寒与发热同时并见	外感表证 恶寒重发热轻，属风寒表证 恶寒轻发热重，属风热表证 发热轻而恶风，属伤风表证
但寒不热	只感觉寒冷，不感觉发热	突然怕冷，或脘腹冷痛，或咳喘痰鸣等，属里实寒证 畏寒肢冷，乏力，面白舌淡等，属里虚寒证
但热不寒	只感觉发热，不感觉寒冷	壮热(热势高)，属里实热 微热(热势低)，属阴虚证，或气虚证，或气郁证等 潮热(定时发热或定时热甚)： 下午3～5点发热明显，伴腹痛便秘，属阳明腑证 午后发热甚，伴身热不扬，属湿温潮热 午后及夜间发热，或五心烦热，或骨蒸发热，属阴虚潮热

（续表）

类型	寒热特征	常见病证
寒热往来	恶寒与发热交替出现	寒热往来，发无定时，属少阳证 寒热往来，发有定时，疟疾

（二）问异常汗出的方法、内容及其临床意义

1. 问异常汗出的方法　异常汗出是指当汗出而无汗，不当汗出而汗多，或仅见身体的某一局部汗出者。汗出的询问方法一般包括以下几点。

（1）询问患者是否有汗出。具体来说，就是该出汗的时候是否有汗出，不应该出，或不该出汗多的时候是否出了大量的汗。

（2）若有汗出，应询问汗出的时间，如白天明显，还是晚上明显；询问汗出量的多少及出汗部位。

（3）询问兼有症状。

2. 问异常汗出的内容及其临床意义　见表3-2。

表3-2　问汗出

类型			主症特点	临床意义
表证辨汗		表证无汗	恶寒重发热轻，无汗	多属外感风寒表证
		表证有汗	恶寒轻发热重，有汗（有时可无汗）	多属外感风热表证
			发热轻而恶风，有汗	多属伤风表证
里证辨汗	全身辨汗	里证无汗	当汗出时无汗	多属久病阳虚或津血亏虚
		里证有汗	自汗（白天时时汗出，动则甚）	多属气虚或阳虚
			盗汗（寐则汗出，醒则汗止）	多属阴虚
			黄汗	多属湿热蕴蒸
			壮热大汗	多属里实热证
			大汗淋漓，汗稀而凉，四肢厥冷	多属亡阳证
			大汗不止，热汗而黏，呼吸急促	多属亡阴证
	局部辨汗	局部无汗	半侧身体当出汗时无汗	可见于中风、痿证和截瘫患者
		局部有汗	头汗	多属上焦热盛，或中焦湿热，或元气将绝，虚阳上越
			心胸汗	多属心脾两虚
			手足心汗	可见于中焦湿热，或热邪郁滞，或阴虚阳亢
			阴汗	多属下焦湿热郁蒸

（三）问疼痛的方法、内容及其临床意义

1. 问疼痛的方法

（1）询问疼痛的部位。

（2）询问疼痛的性质，包括以下内容：① 疼痛的特征，如针刺样疼、胀痛等。② 疼痛的诱因，如是否在生气后发作、加重，或是否与受凉有关，或劳累后是否加重等。③ 疼痛发作时的程度，如剧痛或隐痛，可以自行缓解还是需要药物等方式缓解等。④ 疼痛发作时持续的时间。

2. 问疼痛的性质、部位及其临床意义　见表3-3。

表3-3　问疼痛

疼痛性质	表现特征	临床意义
胀痛	痛处伴有支撑胀满的感觉	肺、肝、胃肠胀痛，多属气滞 头目胀痛，多属肝阳上亢，或肝火上炎
刺痛	痛如针刺	多见于头部及胸胁、脘腹部位刺痛，多属瘀血
窜痛	痛处游走不定，或走窜攻痛	胸胁脘腹窜痛，多属肝郁气滞 肢体关节窜痛，多属行痹
固定痛	疼痛部位固定不移	胸胁脘腹等处固定痛，多属血瘀 肢体关节等处固定痛，多属痛痹或着痹
冷痛	痛有冷感而喜暖	脏腑、组织、经络等处冷痛剧烈，多属实寒证 脏腑、组织、经络等处冷痛隐隐，时发时止，多属虚寒证
灼痛	痛有灼热感而喜凉	目、咽喉、口舌、胁肋、脘腹、关节灼热疼痛明显，多属实热证 目、咽喉、口舌、胁肋、脘腹等处隐隐灼痛，多属虚热证
重痛	痛有沉重感	头部、四肢及腰部重痛，多属湿邪困阻气机 肢体关节重痛，固定不移，多属着痹 头部重痛，伴头胀、头晕，多属肝阳上亢
闷痛	痛有满闷、憋闷的感觉	胸部闷痛，咳嗽咯痰，多属痰浊阻肺 胸部闷痛，心悸，气短，多属痰浊痹阻心脉
绞痛	疼痛剧烈如刀绞	心胸绞痛，胸闷，气短，多属心脉痹阻 腰腹绞痛，尿频、尿急、尿痛，多属结石阻塞尿路 脘腹痛绞痛，得温痛减，多属寒邪内凝滞
掣痛	抽掣牵扯而痛	心痛彻背，背痛彻心，多属瘀阻心脉 小腿掣痛，多属寒凝经脉，或肝血不足
酸痛	疼痛伴有酸楚不适感	四肢、腰背的关节、肌肉等酸痛，屈伸不利，多属风湿侵袭，气血运行不畅 四肢、腰背关节、肌肉等酸痛无力，多属肾虚，或气血不足

（续表）

疼痛性质	表现特征	临床意义
隐痛	疼痛可忍,但绵绵不休	脏腑、组织、经络等处隐隐疼痛,多属气血不荣
空痛	痛有空虚之感	头部空痛,多属肾精不足 腹部空痛,多属气血亏虚

（四）问头身胸胁脘腹症状的方法、内容及其临床意义

1.问头身胸胁脘腹症状的方法　头身胸胁脘腹症状是指除了疼痛表现之外,这些部位出现的其他常见症状,包括头面部常见症状,如头晕、目痒、目眩、目昏、耳鸣、耳聋、重听;胸胁脘腹部症状,如胸闷、心悸、胁胀、脘痞及腹胀等。询问时除了询问具体的表现特征外(如症状出现的新久、持续的时间、表现的程度、发生或诱发的因素),还要询问重要的相兼症状。

2.问头身胸胁脘腹症状的内容及其临床意义　见表3-4。

表3-4　问头身胸胁脘腹

症状	症状表现及其临床意义
头晕	头晕昏沉,伴胸闷呕恶,舌苔白腻等,多属痰湿内阻,清阳不升 头晕而胀,伴有面红目赤,烦躁易怒,舌红苔黄,脉弦数等,多属肝火上炎 外伤后头晕刺痛,夜间尤甚,多属瘀血阻络 头晕胀痛,伴有腰酸耳鸣,头重足轻等,多属肝阳上亢 头晕目眩,过劳加重,伴有面白倦怠,舌淡脉细弱等,多属气血亏虚 头晕耳鸣,兼腰酸遗精,健忘等,多属肾精亏虚
目痒	两目痒如虫行,畏光流泪,伴有灼热,多属肝经风火上扰 两目微痒而势缓,多属血虚,目失濡养
目痛	目剧痛难忍,面红目赤,多属肝火上炎 目赤肿痛,羞明多眵,多属风热上袭 目微痛微赤,时痛时止而干涩,多属阴虚火旺
目眩	目眩,兼头胀痛,耳鸣,易怒,面红目赤,口苦,舌红苔黄,多属风阳上扰 目眩,兼头重如裹,胸闷作恶,呕吐痰涎,苔白腻,多属痰浊上蒙 目眩,兼头晕,面色淡白,神倦乏力,心悸少寐,舌淡苔薄白,多属气血亏虚 目眩,兼视力减退,少寐健忘,口干,耳鸣,腰酸膝软,舌红苔薄,多属肝肾阴虚
目昏雀盲	目昏、雀盲,多为肝血亏虚
耳鸣	突发耳鸣,声大如雷,按之尤甚,多属实证 渐起耳鸣,声细如蝉,按之可减,或耳渐失聪而听力减退,多属虚证
耳聋	耳暴聋,多属实证;久病耳渐聋,多属虚证
重听	日久渐致重听,以虚证居多;耳骤发重听,以实证居多

（续表）

症 状	症状表现及其临床意义
胸 闷	胸闷不适，兼心悸气短等，多属心气不足，心阳不振 胸部憋闷，兼心痛如刺，面唇青紫等，多属心血瘀阻 胸闷痰多，兼咳嗽气喘等，多属痰浊阻肺 胸胁满闷，兼急躁易怒等，多属肝气郁结
心 悸	心悸，兼胸闷气短，疲乏无力，多属心气虚 心悸，兼心烦失眠，舌红舌苔，多属心阴虚 心悸，兼心胸憋闷作痛，痛引肩背或内臂，时作时止，多属心脉痹阻
胁 胀	胁胀，兼精神抑郁，或急躁易怒，善太息等，多属肝气郁结 胁胀，兼口苦，身目发黄，舌苔黄腻等，多属肝胆湿热
脘 痞	脘痞食少，腹胀便溏等，多属脾胃虚弱 脘痞腹胀，呕恶痰涎等，多属痰湿中阻
腹 胀	腹胀，时胀时减而喜按，多属脾胃虚弱 腹胀，持续胀满不减而拒按，多属食积胃肠，或实热内结，或湿邪等阻塞气机 腹胀如鼓，皮色青黄，腹壁青筋暴露，为鼓胀，多属肝、脾、肾功能失常，气、血、水互结而成

（五）问睡眠的方法、内容及其临床意义

1. 问睡眠的方法　睡眠异常表现有不寐（失眠）和多眠（嗜睡）两种类型。

问不寐（失眠）时应注意询问入睡的难易、是否易醒、睡眠时间的长短、有无多梦的情况、次日的精力或感觉等情况，并询问其他兼症。因正常人睡眠时间的长短因人而异，且与年龄大小相关。因此，询问不寐（失眠）的情况时，应注意不能单纯以睡眠时间的长短来判断是否是不寐（失眠）。而睡眠时间足够，但睡眠不深，轻微响动即能醒来，虽能再次入睡，也应考虑不寐（失眠）的问题。

问多眠（嗜睡）时，应注意多眠（嗜睡）表现为在夜间有正常睡眠的情况下，白天仍然有睡意浓厚的表现，若夜间没有正常睡眠，白天犯困，不属于多眠（嗜睡）表现。还应注意区分多眠（嗜睡）与昏睡，若呼之能醒，神志清，言语问答正常者为嗜睡多眠（嗜睡）；而呼之不醒，神志不清，语言无序或不能应答者为昏睡或昏迷。

2. 问睡眠异常的内容及其临床意义　见表3-5。

表3-5　问睡眠

类 型	主 症 特 点	兼 症	临 床 意 义
不寐 （失眠）	心烦不寐，入睡困难	腰膝酸软，五心烦热，潮热盗汗等	心肾不交
	心悸失眠	心烦，手脚心热，舌红少苔等	心阴虚

（续表）

类　　型	主症特点	兼　　症	临床意义
不寐 （失眠）	心悸失眠	健忘，面色淡白，舌淡苔白等	心血虚
	心悸难寐，睡后易醒，容易早醒	食少便溏，神疲乏力，眩晕等	心脾两虚
	时时惊醒而睡不安稳，甚至不能独自安卧	胆怯易惊，心悸气短，倦怠乏力等	心胆气虚
	入睡困难，多梦，甚则彻夜不眠	心烦易怒，头晕头胀，目赤耳鸣，口苦，便秘溲赤等	心肝火旺
	惊悸易醒，不易安卧	眩晕耳鸣，口苦欲呕，胸胁满闷，舌红苔黄厚腻等	胆郁痰扰
	不易安卧	脘闷嗳气，腹胀不舒，苔厚腻等	食滞内停
多眠 （嗜睡）	困倦多寐	头目昏沉，胸闷脘痞，肢体困重等	痰湿困脾，清阳不升
	饭后多寐	神疲倦怠，食少纳呆等	中气不足，脾失健运
	大病之后多寐	神疲乏力等	正气未复
	多寐	精神疲惫，伴有畏寒肢冷，踡卧恶动，喜温等	阳虚阴盛

（六）问饮食的方法、内容及其临床意义

1. **问饮食的方法**　问饮食包括问口渴与饮水情况、食欲与食量、口味三个方面。

询问口渴与饮水时应注意询问是否有口渴表现及口渴的程度如何，欲饮与否，饮水多少，喜热饮还是冷饮及相关兼症。应注意一些疾病可见口渴表现，如消渴病，可通过兼症表现进行判定。而剧烈吐下、出汗过多，或大量利尿后，也可造成大渴引饮，询问时也应注意。

询问食欲及食量时应注意询问对进食的欲求、进食量的多少、食物的喜恶及食物的偏嗜等，但应兼顾到性别、年龄及从事脑、体力工作的情况。

口味异常有淡、酸、苦、甜、咸、涩、黏腻等不同。具体询问口味情况时，应注意询问兼症的表现。

2. **问饮食异常的内容及其临床意义**　见表3-6。

表3-6　问饮食

类　型	主症特点	兼　　症	临床意义
口渴与 饮水	口干微渴	发热	温热病初期
	口大渴喜冷饮	发热恶热，大汗，烦躁，尿黄便干等	里热炽盛

（续表）

类　型	主症特点	兼　　　　症	临床意义
口渴与饮水	口渴多饮	多食、多尿、形体消瘦等	消渴病
	口渴不多饮	口燥咽干，五心烦热，潮热盗汗等	阴虚
		身热不扬，汗出而热不解，舌红苔黄腻等	湿热
		身热夜甚，心烦不寐，甚神昏谵语，斑疹隐隐，舌红绛无苔等	热入营分
	口渴喜热饮，饮水不多	咯痰量多，胸闷，舌苔白腻等	痰饮内停
		神疲乏力，畏寒，肢肿等	阳气虚弱
	口干但欲漱水而不欲咽	局部刺痛，舌紫暗或舌上瘀斑、瘀点等	瘀血内停
食欲与食量	新病食欲减退	无明显严重症状	多为正气抗邪的保护性反应
	食欲减退	神疲乏力，腹胀便溏，舌淡脉虚等	脾胃气虚
		头身困重，脘闷腹胀，舌苔厚腻等	湿盛困脾
	厌食	嗳气酸腐，脘腹胀满	食滞胃脘等
	厌食油腻	脘腹痞闷，呕恶便溏，肢体困重等	脾胃湿热
		胁肋胀痛灼热，口苦泛呕，黄疸等	肝胆湿热
	妊娠期出现厌食		轻者属生理现象；重者属病态，为妊娠恶阻
	消谷善饥	口渴心烦，口臭便秘等	胃火炽盛
		多饮多尿等	消渴病
		颈前肿物，心悸多汗等	瘿病
		大便溏泄	胃强脾弱
	饥不欲食	胃中嘈杂灼热，舌苔少或有剥脱等	胃阴不足
饮食偏嗜	偏食肥甘太过		易生痰湿
	偏食生冷太过		易伤脾胃
	过食辛辣		易病燥热

（续表）

类 型	主 症 特 点	兼 症	临 床 意 义
嗜食异物	嗜食生米、泥土、纸张等异物		虫积
口 味	口淡乏味		脾胃气虚，或见于寒证
	口苦		肝胆火旺，或湿热内蕴
	口酸		肝胃郁热、肝胃不和及饮食停滞
	口咸		肾虚及寒水上泛
	口涩		燥热伤津，或脏腑阳热偏盛，气火上逆
	口黏腻		湿浊停滞、痰饮食积内阻

（七）问二便的方法、内容及其临床意义

1. 问二便的方法 问大便时，应注意询问以下方面。

（1）排便的次数：正常情况下，1日排大便1次或2次，也可以2日1次，有规律。

（2）大便的性状、颜色：正常大便为棕黄色成形便，便内无脓血、黏液及未消化的食物等。

（3）排便时间与排便感觉：排便时间并无明确规定，因人而异，有一定规律。正常情况下，排便顺畅，无不适感觉，一般一次排便的时间不超过10分钟。若存在上述任何一种或多种异常，均为大便的异常，询问时，还应注意询问伴随症状。

询问小便情况，包括以下方面。

（1）尿量：健康成人每昼夜总尿量1 000～1 800 ml，受饮水、温度、出汗、年龄、体质等因素的影响。

（2）尿次：健康人日间排尿3～5次，夜间0～1次，也会受饮水、温度、出汗、年龄等因素的影响。

（3）排尿感觉：健康人排尿顺畅，尿流不间断，无疼痛等不适感觉。若存在上述任何一种或多种异常，均为小便的异常，询问时，还应注意询问伴随症状。

2. 问二便异常的内容及其临床意义 见表3-7。

表3-7 问二便

二便异常表现	伴 随 症 状	临 床 意 义
大便干而排出困难	面红身热，尿黄口干，舌红苔黄，脉滑数	多属热结胃肠

（续表）

二便异常表现	伴随症状	临床意义
大便排出困难	腹胀痛，胸胁痞满，嗳气	多属气滞
大便干而排出困难	面色无华，头晕目眩，心悸，舌淡脉细	多属血虚
大便并不干硬，但临厕努挣乏力	神疲气怯，舌淡脉虚	多属中气不足
大便排出困难	面白畏寒，四肢不温，腹中冷痛，舌淡，脉沉迟	多属阳虚寒凝
泄泻暴作，大便色黄黏滞，泻下不爽，肛门灼热	腹痛急迫，肛门灼热等	多属湿热蕴结
大便溏结不调	腹痛作泻，泻后痛减，情绪抑郁，脉弦等	多属肝郁乘脾
便溏	食欲不振，腹胀，神疲乏力等	多属脾虚
黎明前腹痛作泻，泻后痛减，大便中夹有大量未消化食物	形寒肢冷，腰膝酸软等	多属肾阳虚弱
小便清长量多，夜间尤甚	畏寒喜暖，腰膝冷痛等	多属肾阳不足
尿少色黄	发热口渴	多属热盛伤津
小便排出困难，甚则点滴而出	浮肿，腰膝冷痛	多属肾阳不足，气化无力
小便排出不畅，色黄赤浑浊，排尿时伴灼热感		多属湿热蕴结膀胱
小便涩痛，伴有尿频、尿急，或有尿血，或尿中带有沙石，或尿中如含膏脂		淋证
清醒时，不能控制小便而失禁		多因肾气不足，下元不固，或下焦虚寒，膀胱开合失司

（八）问男女一些特殊症状的方法、内容及其临床意义

1. 问男女一些特殊症状的方法　男子在生理上有阴茎勃起、排泄精液等特点，所以对男子的询问应注意其特殊症状，包括性欲、阴茎勃起及排泄精液等方面的异常情况及伴随的其他症状表现，如情绪状况、寒热表现、乏力与否、有无腰膝酸痛、饮食二便情况等。

妇女有月经、带下、妊娠、产育等方面的生理特点及病理改变，所以对妇女的询问应注意上述诸方面的情况。妊娠、产育的内容将在中医妇科学中重点学习，本部分仅描述经、带的内容。询问月经时，应注意询问月经的周期、经期、经量、经色、有无血块、有无崩漏、有无闭经、是否伴有痛经等情况。询问带下时应注意询问带下的色、量、味、质。

2.问男女一些特殊症状的内容及其临床意义　见表3-8。

表3-8　问男女特殊症状

症状表现及临床意义	
男子的特殊症状	性欲异常,有性欲低下与性欲亢进两种情况。性欲低下多因肾气不足或肾阳不足所致,性欲亢进多因肾阴虚或心肝火旺所致 阴茎勃起异常,包括阳痿和阳强两个方面。导致阳痿的原因有虚、实之分,因房劳过度、思虑劳心抑郁太过而致者,多属命门火衰、心脾两虚之虚证;因情志不遂、邪气内停,阻滞宗筋而致者,多属肝郁气结、湿热下注、瘀血阻络之实证。导致阳强的原因有虚、实之分,属虚者,多为肝肾阴虚,命火妄动所致;属实者,多为肝火亢盛所致 射精异常,包括遗精、早泄等。导致遗精的原因有虚、实之分,属虚者,可因肾气不固、心肾不交、心脾两虚所致;属实者,可因湿热下注、心肝火旺所致。早泄,一般多见于虚证,引起早泄的常见原因有肾气不固及肝肾阴虚等,但实证也可出现早泄,如湿热下注、扰乱精室所致
妇女的特殊症状	月经异常,月经周期提前,或月经量多或崩漏,色淡而质稀等,多属气虚;月经周期推后,月经量少、色暗,或月经先后不定期,或行经时小腹、少腹胀痛等,多属气滞。月经后期,量少、色淡、质稀,甚至闭经,或经后腹痛等,多属血虚;月经后期,量少、色暗有血块,或崩漏色暗,或闭经,或痛经等,多属血瘀;月经提前,量多,或崩漏,经色深红黏稠,身热等,多属热盛或阴虚火旺;月经后期,经量减少,经色暗有血块,闭经,痛经,形寒肢冷等,多属寒凝或阳虚内寒 带下异常,带下色白量多,质稀如涕,淋漓不绝等,多属脾肾阳虚、寒湿下注;带下色白质稠,状如凝乳,或呈豆腐渣状,气味酸臭,伴阴部瘙痒等,多属湿浊下注;带下色黄,质黏,气味臭秽等,多属湿热下注;白带中混有血液,赤白杂见等,多属肝经郁热,或湿热下注;中老年妇女,带下颜色赤黄略褐(五色带),伴气味臭秽异常等,多属湿热夹毒下注,预后多不良

二、示教

（一）示范

由带教老师给出2～3个病例或者由带教老师指定某个主题(如发热、食欲不振、泄泻等)。先由带教老师针对病例或某个主题演示并分析问诊的过程,提出问诊要点,分析思辨过程。再选择两名至多名志愿者,针对另外的病例,通过扮演医生及患者角色,完成问诊情景模拟对话,并总结问诊过程,提炼问诊内容,进行证候分析,带教老师对学生的总结进行评定。

（二）示教内容

1.通过分析病例,演示问诊过程　由带教老师选出一个真实病例,将病例内容转化为问诊过程。

示 例

丁某，女，38岁，干部。3个月前生产一子，当时产程较长，出血较多，产后出现失眠多梦，入睡困难，常辗转1～2小时后才能入睡，且睡后易醒，难以再入睡，每日仅能睡3～4小时，严重时甚至彻夜难眠，自觉头晕心悸，白天精力较差，常感疲乏无力，汗多易惊，大便干燥。舌淡苔薄白，脉细数。

演示问诊过程：

医生：您哪里不舒服？

患者：睡不好觉。

医生：多长时间了？

患者：3个月了，3个月前生完孩子后就出现失眠。

医生：生孩子当时是什么情况？

患者：当时产程长，出血也多。

医生：您的失眠具体是什么表现？

患者：躺在床上一两个小时后才能入睡，还很容易醒。

医生：醒后还能接着睡吗？

患者：不容易再入睡。

医生：每天能睡多长时间？

患者：三四个小时吧，有的时候一晚上睡不着觉。

医生：做梦吗？

患者：经常做梦。

医生：白天觉得精力怎么样？

患者：总觉得无精打采的，没力气，头昏昏沉沉，也常常觉得心慌，冒虚汗。平时还容易受惊吓，有时别人突然大声说话，我就吓一跳。

医生：饮食和大小便怎样？

患者：吃饭还可以，大便比较干，2天1次。

医生：让我看看舌头，摸摸脉（舌淡苔薄白，脉细数）。

2. 分析问诊要点及思辨过程

（1）询问主症及特征：失眠，表现为入睡困难，睡后易醒，甚至彻夜难眠。

（2）询问及诊察相关兼症：头晕心悸，疲乏无力，汗多易惊，大便干燥。

（3）询问原因：产子，耗伤气血。

（4）观察舌脉象：舌淡苔薄白，脉细数。

(5)归纳主诉:失眠3个月余,伴头晕乏力。

(6)分析病因、主症及伴随症状,结合舌脉象,判断证候。

产子时产程较长,出血较多,导致气血耗伤。失眠,头晕心悸,疲乏无力,汗多易惊,大便干燥,舌淡苔薄,脉细,提示心血虚,不能养神而失眠;血虚不能养心,心动不安则心悸,易惊;血虚脉道不充则脉细,阴血不足,阴不制阳,阳亢而脉数;气虚,则疲乏无力,气虚固摄失常,则汗多。综上,本案例为心血虚证,兼有心气虚证。

三、案例训练

 案 例

赵某,女,23岁。10年前开始出现大便溏泻,时发时止,曾服用过多种中药及西药,病情时好时坏。2个月前入冬开始出现腹泻次数增多,大便不成形,白天常2～3次,晚上1～2次,便前肠鸣腹痛,矢气频作,腹部窘迫难忍,便后觉舒。伴有多汗,手心热,口干欲饮,食少,腰膝酸软,畏寒肢冷,下肢沉重,舌质淡,苔白滑腻,脉沉细。

(据秦伯未医案改编)

思考题:

(1)请学生演示该案例的问诊过程。

(2)该案例中患者诉说的主症及特征是什么,如何归纳主诉?

(3)该案例的兼症表现有哪些?

(4)问诊过程中的辨证思路如何?

答案:

(1)问诊过程的演示

医生:您哪里不舒服?

患者:我老是腹泻。

医生:有多长时间了?

患者:这个病程长了,10年前就开始出现大便溏泻,时发时止,曾服用过多种中药及西药,病情时好时坏。

医生:这次加重是什么时候,发作有什么诱因吗?

患者:2个月前入冬开始出现腹泻次数增多,大便不成形。

医生:每天大便几次?

患者:白天常2～3次,晚上1～2次。

医生:排便前后有什么不舒服的症状吗?

　　患者：排便前肚子里咕噜咕噜响，放屁多，腹痛，急欲排便，便后就觉得舒服了。

　　医生：还有其他不舒服的表现吗？

　　患者：比较怕冷，腰酸腿软，两条腿很沉重，有时候出汗多，手心发热。

　　医生：感觉口干口渴吗？

　　患者：嗯，口干想喝水。

　　医生：吃饭好吗？

　　患者：吃得少。

　　医生：大小便正常吗？

　　患者：还可以。

　　医生：伸出舌头来我看看（舌质淡，苔白滑腻）。

　　医生：让我摸摸您的脉（脉沉细）。

　　（2）本案的主症及特征：大便溏泻，白昼及夜间均发，便前肠鸣腹痛，矢气频作，腹部窘迫难忍，便后觉舒。

　　主诉：大便溏泻10年，加重伴畏寒肢冷2个月。

　　（3）本案的兼症：多汗，手心热，口干欲饮，食少，腰膝酸软，畏寒肢冷，下肢沉重。舌脉象为舌质淡，苔白滑腻，脉沉细。

　　（4）辨证思路：本案例患者久泻伤脾肾。

　　便溏，食少，腰膝酸软，畏寒肢冷→脾肾阳虚

　　下肢沉重，苔白滑腻→寒湿内盛

　　便前肠鸣腹痛，矢气频作，腹部窘迫难忍，便后觉舒→寒湿阻滞气机，气机不畅

　　手心热，口干欲饮→久泻伤阴

　　综上，本案例辨证为脾肾阳虚兼寒湿、阴虚的泄泻。

【实训小结】

　　现在症是指患者就诊时所叙述的痛苦和不适，以及与其病情相关的全身情况。问现在症是问诊的主要内容，对病情的诊断具有重要意义。因现在症多为患者的自觉症状，如恶寒、疼痛、胀满等，故只有通过详细询问才能了解清楚。现在症状的范围广泛，内容较多。本节包括了问寒热、汗出、疼痛、头身胸胁脘腹、睡眠、饮食、二便及男女一些特殊症状。

　　询问每种症状时，有不同的询问方法及内容，一般应注意询问症状特征及相关兼症，并据此进行临床意义的判定。

第四章
脉诊基本技能训练

　　脉诊是医生用手在患者体表某些特定部位的动脉处进行切按，体验脉动应指的形象，以了解健康或病情，辨别病证的一种诊察方法。脉诊依靠医者手指的灵敏触觉加以体验而识别，因此，学习脉诊既要熟悉脉学的基本知识，又要掌握切脉的基本技能，反复训练，仔细体会，才能逐步识别各种脉象。要想实现脉诊技能卓越高超，必须进行努力刻苦的训练。脉诊手法与中医推拿按摩学中比较复杂难以掌握的推拿手法，如常用的一指禅推法、滚法等手法类似，只有进行正确系统持续的训练和临床，才能掌握脉诊，乃至熟能生巧，达到"手摸心会"的脉诊境界。随着临床实践和脉诊应用体会的增多，脉诊技能自然而然就会有大幅度提高。

实训一　切脉的方法

【实训目的】

　　（1）掌握基本的切脉方法和切脉技能。

　　（2）熟悉常见脉象的指感特征及临床意义。

【实训内容】

（1）由学生相互练习正确的切脉指法，包括定位、布指、单按、总按及举、按、寻、循等。

（2）脉位、脉力、脉率、脉宽、脉长、均匀度、紧张度、流利度脉象八要素逐项体会训练，分别练习。

（3）通过单项训练，在掌握基本的诊脉指法以及脉象单要素形象的基础上，开展脉诊操作规范化流程的训练。

【重点难点】

（1）重点：切脉的基本方法及切脉技能。

（2）难点：常见脉象的指感特征的体会及感悟。

【实训操作方法】

一、操作要点

（一）脉诊体位

患者端坐位，身体靠近诊疗桌边，前臂自然向前伸出，屈肘100°左右，腕关节自然伸直，掌心向上，腕部与心脏处于同一水平线上（见图4-1）；并在腕关节背部垫上高度适宜的脉枕，充分暴露寸口脉，以便于切脉（见图4-2）。如被测者取仰卧位，则手臂自然伸直、外展30°，余同坐位。

腕关节松紧适度，不可过度屈曲或背伸，导致脉道紧张度太高或者太低，过高则导致脉象过度紧张，过曲则导致脉象过于弛缓。脉枕过高或过低，过硬或过软均可导致脉道的紧张度发生改变，影响脉的指感，故高低应适宜。如果侧卧、上臂扭转，均可能导致脉管受压，脉气不能畅通；手臂过高或过低，都可能影响气血的运行，使脉象失真。

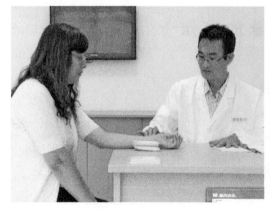

图4-1 脉诊体位

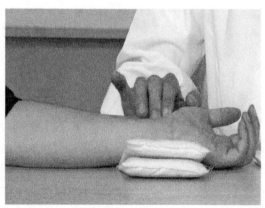

图4-2 脉枕

（二）切脉指法

1. **准备工作**　医生端坐位，平心静气，聚精会神，将注意力全部关注于脉诊。

2. **腕后高骨（桡骨茎突）的确定方法**从第一掌骨根部开始，沿腕关节桡侧面触摸，经腕后凹陷处，可触摸到腕后高骨（桡骨茎突）部。寸口脉分为寸、关、尺三部，以腕后高骨（桡骨茎突）为标记，其内侧的部位为关脉，关前为寸脉，关后为尺脉。确定脉诊部位时，首先确定腕后高骨（桡骨茎突），桡骨茎突位置的准确与否决定了寸关尺部位的准确与否（见图4-3）。

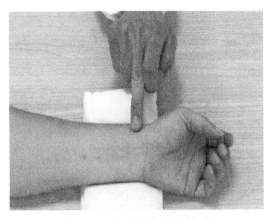

图4-3　腕后高骨-桡骨茎突

3. **定位**　首先中指定关，医生用中指按在桡骨茎突内侧桡动脉搏动处定为关脉部位，然后用示指按在关前（远心端，靠近掌根部位）定位寸脉部位，最后用环指按在关后（近心端，远离掌根部位）定位尺脉部位（见图4-4～4-7）。小儿寸口部位甚端，常用"一指定关法"。

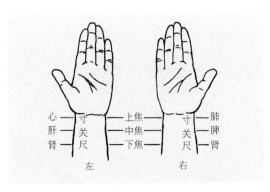

图4-4　诊脉寸关尺脏腑配属图

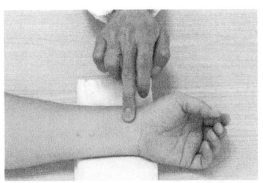

图4-5　中指定关

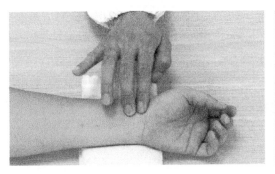

图4-6　示指定寸

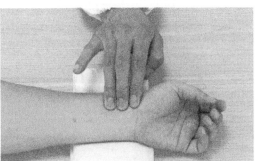

图4-7　环指定尺

4. 诊脉指法　诊脉常用的指法,可概括为选指、布指和运指等。

(1) 选指:医生在诊脉时用左手诊患者的右手,用右手诊患者的左手,三指指端平齐,手指略呈弓形倾斜,与受诊者体表约呈45°角为宜,这样的角度可以使指目紧贴于脉搏搏动处以便于诊脉(见图4-8、图4-9)。

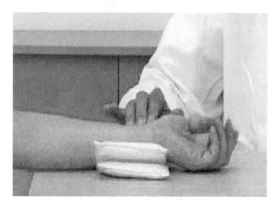

图4-8　选指(1)　　　　　　　　图4-9　选指(2)

(2) 布指:医生下指时,先以中指按在桡骨茎突内侧动脉处,称为中指定关,然后用示指按在关前定寸,用环指按在关后定尺,布指疏密适当(见图4-10、图4-11)。

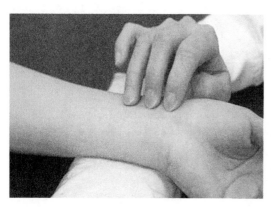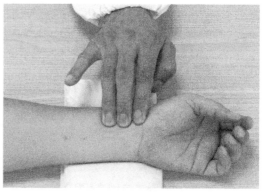

图4-10　布指(1)　　　　　　　　图4-11　布指(2)

(3) 运指

1) 举法:指医生用较轻的力量按在皮肤上察脉的方法,又称为"浮取""轻取"(见图4-12)。

2) 按法:指医生用较重的力量按至筋骨体察脉的方法,又称为"沉取""重取"(见图4-13)。

3) 寻法:有两层意思:其一,寻即寻找,指医生手指用力可轻可重,左右推按,仔细体察脉象,寻找脉搏跳动最明显的部位。其二,是指用力不轻不重,按至肌肉取脉的方法,即

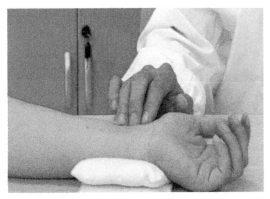

图4-12　举法

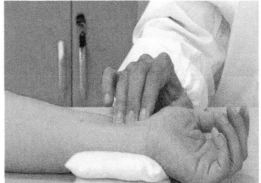

图4-13　按法

"中取为寻"（见图4-14）。

4）循法：指用指目（图4-15、图4-16）沿着脉道的轴上下移动来取脉的一种方法，主要是体察脉搏的长短。

5）推法：指指目对准脉脊后，顺应脉搏的动势，左右内外推动以体察脉象快慢、力量、趋势的一种方法。

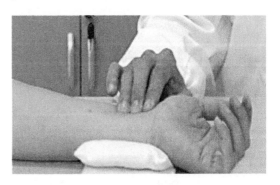

图4-14　中取

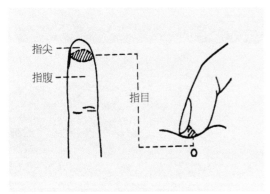

图4-15　指目（1）

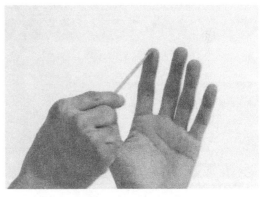

图4-16　指目（2）

6）总按：即三指同时用大小相等的指力诊脉的方法，从总体上辨别寸、关、尺三部和左、右两手脉象的形态、脉位、脉力等脉象八要素（见图4-17、图4-18）。

7）单按：用单个手指诊察一部脉象的方法。主要用于分别了解寸、关、尺各部脉象的位、数、形、势等变化特征。示指单按体验寸脉（见图4-19），中指单按体验关脉（见图4-20），环指单按体验尺脉（见图4-21）。一指单按用力体察脉象时，其余两指轻轻搭在脉象上，不要用力下按或者故意抬起。

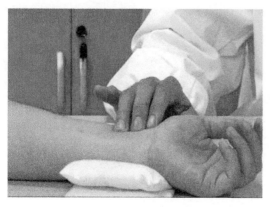 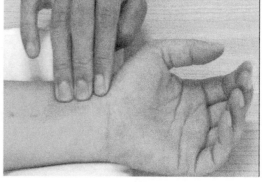

图4-17　总按示范（1）　　　　　　　　图4-18　总按示范（2）

8）一指定关法：小儿寸口部位较短，一般多用一指定关法诊脉，即用拇指统按寸、关、尺三部脉（见图4-22）。

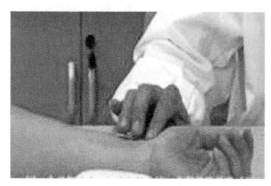 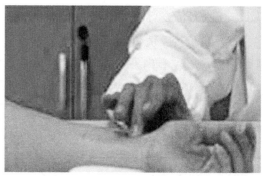

图4-19　单按寸脉　　　　　　　　　　图4-20　单按关脉

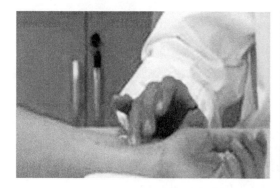 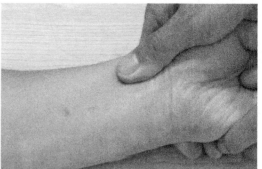

图4-21　单按尺脉　　　　　　　　　　图4-22　一指定关法

（三）脉象八要素

脉象要素大致可归纳为脉位、至数、力度、长度、宽度、流利度、紧张度、均匀度八个方面，每一种脉象都由以上八种不同的脉象要素构成，八种脉象要素从八个不同的角度对同一个脉象做出一定的描述。因此,从八个角度都分别描述同一脉象,并总结最终的脉诊结果,这种结果的集合构成了完整脉象。构成脉象的要素比较多而复杂,要求学生一开始就完整掌握脉象八要素,并准确无误地体验并描述出来,对初学脉象者要求过高。因此,训练脉象要素的体验和描述,应从对单一脉象要素的指感特征的体验出发进行训练。

1. 对脉位浮沉的体验　脉位,指脉动显现的部位深浅。通常情况下,手指对脉管轻度加压时,指感特征不明显或者弱小;中度加压时,指感特征清晰有力,呈最佳状态;重度加压时,指感又逐渐变小,乃至消失。脉位从浅到深可分为浮、中(平)、沉、伏四级。

(1)平脉:指感中取最佳,脉位居中,不浮不沉,是平脉的特征。

(2)浮脉:轻取时指感即强,脉形清晰,随指压增加,指感反而减小或者不显,则为"轻取即得,重按稍减而不空"的特征,表明脉位浅,"举之有余,按之不足""轻取即得,重按则减"。

(3)沉脉:轻取时指感小或者不明显,随指压增加,指感增大而清晰,则为"轻取不应,重按始得"的特征,表明脉位深,"举之不足,按之有余""轻取不应,重按始得"。

2. 对脉率迟数的体验　至数,指脉搏的频率。医生平息状态下可以相对准确地测知患者的脉搏至数。具体方法是医者在诊脉时保持呼吸均匀,清心宁神,以自己的一次正常呼吸为时间单位,来检测患者的脉搏波动次数。正常人呼吸每分钟16～18次,每次呼吸脉动4次,间或5次,正常人的脉搏次数为每分钟72～80次。以一个呼吸周期为脉搏的计量单位,一呼一吸为"一息"。脉率的迟数可分为迟、缓、中(平)、数、疾脉五级进行分类。

(1)平脉:一息脉来四到五至,为平脉。

(2)迟脉:脉来迟慢,一息脉动三至四至,"一息不足四至,脉来迟慢"(1分钟不足60次)。

(3)数脉:脉来急促,一息五六至,"一息五至以上不满七至,脉来急速"(相当于90～130次/分)。

(4)缓脉:小快于迟脉(脉率60次/分左右)。

(5)疾脉:一息至以上,"一息七至以上,脉来急疾",快于数脉(相当于130～160次/分)。

3. 对脉搏强弱的体验　脉力强弱指切脉时脉动应指的有力无力。脉力从小到大可分为虚、中(平)、实三类。

(1)虚脉:指感弱小为无力脉,"举之无力,按之空虚"。

(2)实脉:指感清晰,强而有力为有力脉,"脉长而大,举按有力"。

(3)平脉:指感不强不弱,处于中等力度,则是平脉。

4. 对脉象长短的体验　脉长表述脉动应指的轴向范围的长短,即指与寸、关、尺三部的关系。

(1)长脉:脉动超越寸、关、尺三部。

(2)短脉:脉动应指不及三部。

5. 对脉象宽度的体验　脉宽指的是脉搏应指的径向范围大小，即手指感脉道的粗细（不等于血管的粗细）。脉道宽大的为大脉，狭小的为细脉。

6. 对脉象流利度的体验　脉搏的流利度指的是脉搏来势的流利畅通程度。脉象流利度可分为涩、平（中）、滑三级。

（1）滑脉：脉来流利圆滑，"往来流利，如盘走珠，应指圆滑"。

（2）涩脉：来势艰涩，不流利，"往来艰涩，如轻刀刮竹"。

（3）平脉：流利度正常的脉象。

7. 对脉象紧张度的体验　脉象的紧张度是指脉管的紧急或弛缓程度。脉管绷紧为弦脉、紧脉，弛缓为缓脉、濡脉。脉象紧张度可分为迟缓、中（平）、紧张三个等级。

（1）弦脉：脉来如按琴弦，较强而硬，端直以长，如按琴弦。

（2）紧脉：脉形紧急，如牵绳转索，或按之左右搏指。

（3）缓脉：脉来去怠缓，脉形弛纵，为紧张度不足。

（4）濡脉：脉浮而细软，应指少力，如絮浮水，轻手相得，重按不显。

8. 对脉象均匀度的体验　脉象的均匀度包括两个方面，一是脉动节律是否均匀，二是脉搏力度、大小是否一致。比较有间歇的脉象"促""结""代"三脉，即促脉和结脉为间歇不规律的脉，而促脉脉率快，代脉为间歇有规律的脉。

（1）促脉：数而时止，止无定数，一止再来，"脉数时见一止，止无定数"。

（2）结脉：缓而时止，止无定数，一止再来，"脉来缓慢，时见一止，止无定数"。

（3）代脉：缓而时止，止有定数，良久方返，"止有定数，良久方来"。

（4）微脉："似有似无，至数不明"。

（四）脉诊操作流程

第一步：总按。医者示指、中指、环指三指指端平齐，指目着力，运用规范化脉诊指法，先进行总按，按照脉象八要素浮沉、迟数、强弱、粗细、长短、流利度、均匀度、紧张度等逐项考察。

第二步：单按。依次体会寸脉、关脉、尺脉三部脉象，重点辨识三部脉象各自的强弱、滑涩、紧张度，寻找三部脉象的差异，并注意同侧脉象的三部对比。

第三步：换手再诊。重复以上总按、单按的脉诊操作规程，注意脉象左右手对比。

第四步：体会和判别脉象形态特征，比较总按和单按时，三部脉象的差异（包括三部脉象的部位、形态特征），判断所切脉象的名称，填写脉象结果报告。

二、示教

（一）示范

首先，可由带教老师进行脉象操作示范，并随之配以相关教学图片及视频，可辅助脉象模拟手进行示范。然后,由学生两两配对自行练习,带教老师进行规范指导,其中可加入错误示范,错误示范可为现有教学视频,也可由带教老师自行模拟示范,之后由学生指出错误之处,提出正确的方法或纠错的方法。

（二）示教内容

1. 指法单项训练　首先进行寸口脉寸、关、尺三部脉象的定位训练,然后进行布指、运指的训练,最后进行总按、单按的训练。要求夯实中医脉诊指法基础,训练操作准确。

2. 脉象八要素中单要素的单项训练　包括对脉位浮沉要点的体验,脉率迟数要点的体验,脉象长短要点的体验,脉搏强弱要点的体验,脉象宽度要点的体验,脉象流利度要点的体验,脉象紧张度要点的体验,脉象均匀度要点的体验。

3. 脉象流程的综合体验　按照试验操作方法和步骤,有序地进行中医脉诊操作的综合训练。

三、案例训练

张某,女,46岁。主诉卵巢癌术后化疗月余,现服中药进行调理。近几周有尿频,阴部疼痛,伴低热,烦躁,大便干结,日未解。查体舌尖红,可见溃疡,苔黄稍腻,脉滑(反关脉)。

思考题:

当诊脉时,发现寸口处无脉可及,需考虑是否为生理性变异脉象?

答案:

如果反复切按患者寸口处,指下无脉感时,首先考虑脉象是否为生理性变异,如否,则考虑患者病情。本案例脉象为滑脉,但脉位为生理性变异,为反关脉。生理性变异脉象分为反关脉与斜飞脉。反关脉是一种生理性变异的脉位,指桡动脉行于腕关节的背侧,故切脉位置也相应在寸口的背面。有同时见于两手,或独见一手。所以在正常的切脉方法无法诊出患者的脉象,需要按照生理性变异脉象重新进行诊脉。

按:此案例选自朱梅《漏诊反关脉引起医源性损伤》,该患者诊断为淋证,追问病史,诉服前医中药几日后,自觉"上火",出现上症。发现此前医家无按及"反关脉"者,未查脉象,主观认为该患者为癌症术后,又经化疗,势必脉弱无力,导致辨证、用药不当,引起患者内火燔炽,移热膀胱。所以该案例更能体现临床上应重视诊脉的方法,更应重视临床上一些生理性变异的脉象特征。

【实训小结】

（1）注意切脉时按照脉诊流程进行规范化操作。

（2）要注意正确切脉指法的训练，在带教老师指导下，同学相互切脉，互相纠正。

（3）切脉时聚精会神，注意调息，保持环境安静，一次诊脉时间不得少于3～5分钟。

（4）总按时脉象八要素逐项考虑，不得漏项；单按时，主要体会各部脉象的强弱、滑涩、紧张度。

（5）脉象八要素指的是脉象的浮沉、迟数、强弱、粗细、长短、滑涩、均匀度、紧张度。

（6）每个脉象要素按照临床应用分三至四个等级，请根据脉诊结果进行脉象的判别和选择。

脉象的把握和体会看似复杂繁琐，但是只要有扎实的指法，经过一定的训练，就能化繁为简，操作过程就显得简单便捷。不可急躁冒进，没有掌握基本的操作指法，在训练时偷工减料，删减操作流程和步骤，就无法养成良好的脉诊习惯，临床应用脉诊时就会出现脉诊信息不完善，进而影响临床诊断。

【参考文献】

张伟荣，陈小野.中医实验学［M］.北京：中国协和医科大学出版社，2003.

实训二　脉诊训练

【实训目的】

掌握正常脉象和病理脉象的主要指感特征及其临床意义。

【实训内容】

（1）训练学生对于正常脉象的体会。

（2）训练学生对各种常见病理脉象的主要指感特征进行体会。

【重点难点】

（1）重点：各种常见病理脉象的主要指感特征。

（2）难点：如何区分正常脉象和病理脉象。

【实训操作方法】

一、操作要点

（一）正常脉象的体会

正常脉象是指正常人在生理条件下出现的脉象,亦称平脉。平脉反映机体气血充盈,脏腑功能健旺,阴阳平和,精神安宁的生理状态,是健康的征象。平脉是生理功能的反映,与人体内外环境有着密切的关系,具有一定的变化规律和范围,而不是固定不变的一两种脉象。

正常脉象的特点:一息四至或五至,相当于每分钟72 ~ 80次,不浮不沉,不大不小,从容和缓,柔和有力,节律一致,寸、关、尺三部均可触及,沉取不绝。这些特点在脉学中称为有胃、有神、有根。

（1）有胃:亦称胃气。表现为脉象和缓,从容流利。脉象有无胃气有助于判断机体的健康状况及疾病的轻重。

（2）有神:脉神的特征归纳为柔和有力,节律整齐。

（3）有根:脉之有根关系到肾。主要表现为尺脉有力,沉取不绝两个方面,所以有"尺以候肾""沉取候肾"的说法。

（二）常见脉象的八要素分析法及其指感特征和临床意义

中医脉象的辨识主要通过医生手指的灵敏触觉,仔细体会脉搏的部位、至数、力度和形态等方面变化,并用体现其典型病理特征的脉象进行命名。中医常见脉象有28种,每种脉象又由一到数种单一脉象要素组成,将当前患者的脉象同28种脉象进行逐一核对,工作量比较浩大,并且难以一一对应。将复杂的脉象表现按八要素分析辨别是一种执简驭繁的重要方法。脉象的各种因素,大致归纳为脉象的部位、至数、长度、宽度、力度、流利度、紧张度和均匀度八个方面,每种脉象可用不同的脉象要素来描述与区分(见表4-1)。脉象指感特征及临床意义(见表4-2)。

表4-1 脉象八要素及其常见代表脉象分类

脉象要素	内 容	分 类	
脉 位	脉动显现部位的深浅	浮 脉	脉位表浅
		平 脉	脉位居中,不浮不沉
		沉 脉	脉位深在
		伏 脉	脉位深沉,推筋着骨始得
至 数	脉搏跳动的频率 一呼一吸为"一息"	迟 脉	一息三至

（续表）

脉象要素	内　　容	分　　类	
至　数	脉搏跳动的频率 一呼一吸为"一息"	平　脉	一息四至五至
		数　脉	一息六至
		疾　脉	一息七至以上
脉　长	脉动应指的轴向范围长短	长　脉	脉动范围超过寸、关、尺三部
		平　脉	脉长短适中，不越本位
		短　脉	应指不及三部，但见关部或寸部
脉　力	脉搏的强弱	实　脉	脉搏应指有力
		平　脉	脉搏柔和有力，不弱不强
		虚　脉	脉搏应指无力
脉　宽	脉动应指的径向范围大小	大　脉	脉道宽大
		平　脉	脉道适中
		细　脉	脉道狭细
		微　脉	脉道极细
流利度	脉搏来势的流利程度	滑　脉	脉来流利圆滑
		平　脉	脉来从容，和缓流利
		涩　脉	来势艰难，不流利
紧张度	脉管的紧急或弛缓程度	弦　脉	脉管绷紧
		平　脉	脉管柔和
		缓　脉	脉管弛缓
均匀度	均匀度包括两个方面，一是脉动节律是否均匀，二是脉搏力度、大小是否均匀	结　脉	脉率缓慢而有不规则歇止
		代　脉	有规律的歇止脉
		平　脉	节律均匀整齐
		促　脉	脉率较快或快慢不定，间有不规则的歇止

表4-2　脉象指感特征及临床意义

指　感　特　征		临　床　意　义
浮脉类（轻取即得）		
浮	举之有余，按之不足	主表证，亦主虚阳外越证

指 感 特 征		临 床 意 义
洪	脉形阔大,来盛去衰,状若波涛,应指盛大有力(浮取盛大,沉取无根)	主热证,亦主阴精耗竭,孤阳外越
濡	浮细而软	诸虚或湿困
散	浮大无根,伴节律不齐或脉力不匀	元气耗散,脏腑之气将绝
芤	浮大中空,如按葱管	失血,伤精
革	浮弦搏指,中空外坚	亡血,失精,半产,漏下
沉脉类(重按始得)		
沉	轻取不应,重按始得	里证
伏	重按着骨始得,甚或伏而不见	邪闭,厥病,痛极
弱	极软而沉细	阳气虚衰,气血俱虚
牢	沉按实大弦长	阴寒内盛,疝气,癥瘕
迟脉(一息不足四至)		
迟	一息不足四至	寒证,亦见于邪热结聚,里实热证
缓	一息四至,脉势纵缓	脾虚气血不足,湿邪困阻
涩	往来艰涩,如轻刀刮竹	伤精血少,痰食内停,气滞血瘀
结	脉率缓慢而有不规则歇止	阴盛气结,寒痰瘀血,气血虚衰
数类脉(一息五至以上)		
数	一息五六至	主热证,亦主虚阳外浮
疾	一息七至以上	阳亢无制,真阴垂绝,或阳气将绝
促	脉率较速或快慢不定,有不规则歇止	阳盛实热,或邪实阻滞
动	多见关部具滑数短的特征	惊恐,疼痛
虚类脉(应指无力)		
虚	举之无力,按之空虚,应指松软	主虚证
细	脉细如线,应指明显	气血俱虚,诸虚劳损,亦主伤寒,痛极,湿证
微	极细极软,按之微绝,若有若无	阴阳气血诸虚,阳气暴脱
代	脉缓一止,止有定数,良久方来	脏气衰微,亦主痹痛,跌仆,七情过激
短	脉动应指不及三部,寸、关多见	主气病,有力气郁,无力气损
实脉类(应指有力)		
实	举按皆有力	主实证
滑	往来流利,应指圆滑	痰饮,食滞,实证,孕脉,青壮年常脉
弦	端直以长,如按琴弦	肝胆病,痛证,饮证,亦常见老人健康者

（续表）

	指感特征	临床意义
紧	脉形紧急，如牵绳转索，左右弹指	实寒证，疼痛证，宿食
长	脉位超过三部	阳证，实证，热证，平人
大	脉体宽大	见于正常人，病中出现，提示病重

（三）复合脉象的形成及体会

临床过程中，通过诊脉所得脉象以复合脉象为多见。单一脉象要素如脉位、至数、脉长、脉力、脉宽、流利度、紧张度、均匀度等要素，只是从某个单一角度对脉象进行的观察和描述，但是对脉象其他几个角度的描述并未涉及，故其对脉象的描述是不全面的。若论脉位而不提及脉的至数、脉长、脉力、脉宽、流利度、紧张度、均匀度等要素，则脉象的至数、脉长、脉力、脉宽、流利度、紧张度、均匀度等信息即出现明显的遗漏，单纯的脉位描述对临床实际诊疗的指导意义非常局限，同样其余单一脉象要素的描述具有类似的问题。向临床实际诊疗过程中，对同一脉象必须从多角度、多维度进行综合考察体量，从不用的角度、维度反应疾病的病因病机、病理转化以及预后，脉象的观察和描述方能全面体现其临床指导意义。如发现患者脉数，不仅考察脉来的快慢，还应依次探讨其脉力是强还是弱，脉位是浮还是沉，是洪数还是细数等，甚或考虑脉来均匀度、紧张度以及流利度。复合脉象一般包括两个或者两个以上的单一脉象要素，如浮数为二合脉，沉细数为三合脉，浮数滑实为四合脉。相兼脉象的主病，往往就是各种脉象主病的综合（见表4-3）。

表4-3 相兼脉象及临床意义

分类	脉象	临床意义
浮脉类	浮紧脉	主表寒证，或风寒痹证疼痛
	浮缓脉	主太阳中风证
	浮数脉	主表热证
	浮滑脉	主表证夹痰
沉脉类	沉迟脉	主里寒证
	沉弦脉	主肝气郁滞，或水饮内停
	沉涩脉	主血瘀，尤常见于阳虚寒凝血瘀者
	沉缓脉	主脾肾阳虚，水湿内停诸证
	沉细数脉	主阴虚内热或血虚

（续表）

分类	脉象	临床意义
弦脉类	弦紧脉	主寒,主痛,常见于肝郁气滞或寒滞肝脉
	弦数脉	主肝郁化火或肝胆湿热,肝阳上亢
	弦滑数脉	主肝火夹痰,肝胆湿热,肝阳上扰,痰火内蕴
	弦细脉	主肝肾阴虚或血虚肝郁,或肝郁脾虚
	滑数脉	主痰热,湿热或食积内热
	洪数脉	主气分热盛,多见于外感热病

必须指出,脉象与疾病关系十分复杂。在一般情况下,脉、症是相应的,如周学海所说"有是病,即有是脉"。但也有脉、症不相应的特殊情况,故有"舍症从脉"或者"舍脉从症"的提法,临床应用,应四诊合参,才能得到正确的诊断。

二、示教

（一）脉诊视频示教

略。

（二）教师示教

带教老师与同学合作,其余同学两两合作,在带教老师安排下,按照相同的动作,同时体会合作同学脉象八要素方面的特征,要求逐项要素分别体会,每项要素持续2～3分钟,直至大部分同学体会出该要素的主要指感特征,然后进入下一要素的体会。

（1）主要演示脉象八要素的体会方法。

（2）总按是八要素逐项体会,不得漏项;单按是重点体会脉象的浮沉、强弱、紧张度以及流利度四方面,不用八项全部体会,因为其余要素单按和总按没有明显区别。

三、案例训练

案例 1

李某,男,52岁。平素嗜饮烈性白酒,人称"李一斤",性情急躁易怒,常常发怒训斥手下。一日会议中,因事发怒,严厉呵斥,突发舌头僵硬,不能正常发生,左侧上下肢忽然无力,不能正常站立和行走,故紧急送医院。现发病2日,性情焦躁,脸色涨红,左侧上下肢偏瘫不随,大便5日不通,腹部触之硬胀,舌红,苔黄,切脉如按弓弦,触之强劲,搏指有力,脉来流利圆滑,90次/分,其余脉象如常。

思考题：

（1）请做出脉象诊断。

（2）描述所诊断脉象的指感特征及其对本疾病患者的临床意义。

答案：

（1）脉象诊断：弦脉。

（2）弦脉表现为端直而长，指下挺然，如按琴弦的脉象；主肝胆病，疼痛，痰饮等；或为胃气衰败者，亦见于老年健康者。

案 例 2

同学两两合作，分别依次充当医生和患者，从脉象八要素角度，对合作同学的脉象在总按和单按情况下进行诊断并描述。

【实训小结】

（1）总按时，脉象八要素逐项考虑，不得漏项；单按时，主要体会各部脉象的强弱、滑涩、紧张度、流利度。

（2）每个脉象要素按照临床应用分三至四个等级，请根据脉诊结果进行脉象的判别和选择。

表4-4 脉象八要素水平分布表

分 类	脉 象	等 级 分 布		
脉位浮沉	伏	沉	中	浮
脉率迟数	迟	平	数	疾
脉力强弱	虚	平	实	
脉体长短	短	中	长	
脉体大小	微	细	平	大
脉势滑涩	涩	平	滑	
脉律的至止	歇止不齐	歇止有常	脉律齐平	
脉势的紧缓	缓	平	弦紧	

【参考文献】

［1］陆小左.中医诊断学技能实训［M］.北京：中国中医药出版社，2010.

［2］邓铁涛.中医诊断学［M］.上海：上海科学技术出版社，1999.

［3］李灿东.中医诊断临床模拟训练［M］.北京：中国中医药出版社，2009.

第五章
按诊基本技能训练

按诊是医生用手直接触摸或按压患者某些部位,以了解局部冷热、润燥、软硬、压痛、肿块或其他异常变化,从而推断疾病部位、性质和病情轻重等情况的一种诊断方法。是切诊中的重要组成部分,可补充望诊之不足,亦可为问诊提示重点,特别是对脘腹部疾病的诊断有着极为重要的意义,例如肠痈、癥瘕等,通过按诊可以进一步探明疾病的部位、性质和程度,使其表现客观化。

实训 按诊的方法

【实训目的】

（1）掌握按诊的手法、操作规范及注意事项。
（2）熟悉按诊的意义。

【实训内容】

（1）学生相互练习正确的按诊手法,包括触、摸、按、叩四法。
（2）分别练习按胸胁、按脘腹、按肌肤、按手足、按腧穴,逐项体会训练。

【重点难点】

（1）重点：按诊手法和操作规范。

（2）难点：按胸胁、按脘腹、按肌肤、按手足、按腧穴的具体操作和体会。

【实训操作方法】

一、操作要点

（一）按诊体位

根据按诊的目的和准备检查的部位不同，应采取不同的体位和手法。诊前首先需选择适当的体位，充分暴露按诊部位。一般患者应取坐位，或仰卧位，或侧卧位。

1. 坐位　按皮肤、手足、腧穴时，患者多取坐位，医生应面对患者而坐或站立进行，用左手稍扶病体，右手触摸按压某一局部。

2. 仰卧位　按胸腹时，患者多须采取仰卧位，全身放松，两腿自然伸直，两手臂放在身旁，医生站在患者右侧，用右手或双手对患者胸腹某些部位进行切按。在切按腹内肿块或腹肌紧张度时，可让患者屈起双膝，使腹肌松弛或做深呼吸，以便于切按。

3. 侧卧位　在仰卧位，触摸不清或难以排除时，可采取侧卧位进一步确诊。右侧位按诊时，患者右下肢伸直，左下肢屈髋、屈膝；左侧位按诊时，患者左下肢伸直，右下肢屈髋、屈膝，进行触摸推寻。

4. 其他体位　对腹部肿瘤的按诊，必要时亦可采取肘膝位，患者用两肘、两膝趴在检查床上，医生站在患者左侧，用右手稍扶患者腰背部，左手按摸推寻患者腹部。

（二）按诊手法

主要有触、摸、按、叩四法。

1. 触法　触法是医生将自然并拢的第二、三、四、五手指掌面或全手掌轻轻接触或轻柔地进行滑动，触摸患者局部皮肤，如额部、四肢及胸腹部的皮肤，以了解肌肤的凉热、润燥等情况，用于分辨病属外感还是内伤，是否汗出，以及阴阳的盛亏和津血的盈亏（见图5-1）。

2. 摸法　摸法是医生用指掌稍用力寻抚局部，如胸腹、腧穴、肿胀部位等，探明局部的感觉情况，如有无疼痛和肿物，肿胀部位的范围及肿胀程度等，以辨别病位及病性的虚实（见图5-2）。

3. 按法　按法是以重手按压或推寻局部，如胸腹部或某一肿胀或肿瘤部位，了解深部有无压痛或肿块，肿块的形态、大小，质地的软硬、光滑度、活动程度等，以辨脏腑虚实和邪气的痼结情况（见图5-3、图5-4）。

以上三法的区别表现在指力轻重不同，所达部位浅深有别。触则用手轻诊皮肤，摸则稍用力达于肌层,按则重指力诊筋骨或腹腔深部,临床操作时可综合运用。

按诊的顺序一般是先触摸,后按压,由轻而重,由浅入深,从健康部位开始,逐渐移向病变区域,先远后近,先上后下地进行诊察。这里所讲先上后下是从对患者诊察的整体部位而言,就病变的某一局部的按诊来说,有时是从下向上的逐步寻摸,如肝、脾按诊,寻按方向要根据病证的需要来确定。

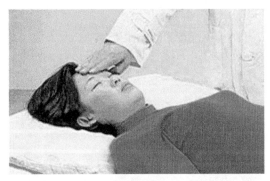

图5-1　触法

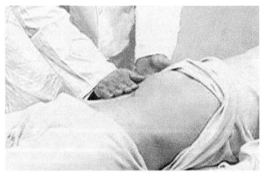

图5-2　摸法

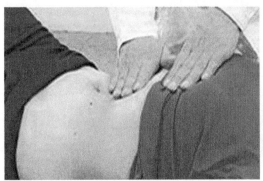

图5-3　单手按法

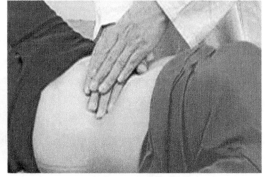

图5-4　双手按法

4. 叩法　叩法即叩击法,是医生用手叩击患者身体某部,使之震动产生叩击音、波动感或震动感,以此确定病变的性质和程度的一种检查方法。叩击法有直接叩击法和间接叩击法两种。

(1)直接叩击法:是医生用中指指尖或并拢的二、三、四、五指的掌面轻轻地直接叩击或拍打按诊部位,通过听音响和叩击手指的感觉来判断病变部位的情况。例如,对鼓胀患者腹部可进行直接叩诊,医生根据叩击音及手感,来辨别气鼓或水鼓。若叩之音如击鼓者为气鼓,叩之音实而浊者为水鼓。也可将手放于患者腹部两侧对称部位,用一侧手叩击,若对侧手掌感到有震动波者,是有积水的表现。

(2)间接叩击法:有拳掌叩击法和指指叩击法。

1)拳掌叩击法:是医生用左手掌平贴在患者的诊察部位,右手握成空拳叩击左手背,边叩边询问患者叩击部位的感觉,有无局部疼痛,医生根据患者感觉以及左手震动感,以推测病变部位、性质和程度。临床常用以诊察腹部和腰部疾病,例如用此方法诊察腰部,若患者有叩击痛时,除考虑可能与局部骨骼疾病有关外,主要与肾脏疾病有关(见图5-5)。

2)指指叩击法:是医生用左手中指第二指节紧贴患者需诊察的部位,其他手指稍微抬起,勿与体表接触,右手指自然弯曲,第二、四、五指微翘起,以中指指端叩击左手中指第二指节前端,叩击方向应与叩击部位垂直,叩时应用腕关节与掌指关节活动之力,指力要均匀适中,叩击动作要灵活、短促、富有弹性,叩击后右手中指应立即抬起,以免影响音响。此法患者可采取坐位或仰卧位,常用于对胸、背、腹及肋间的诊察,如两肋叩击音实而浊,多为悬饮之表现(见图5-6)。

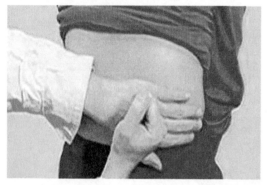

图5-5 拳掌叩击法

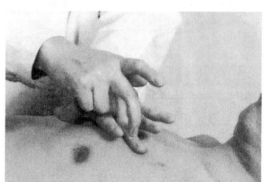

图5-6 指指叩击法

(三)按诊内容

临床上常用的按诊内容有按胸胁、按脘腹、按肌肤、按手足、按腧穴等。

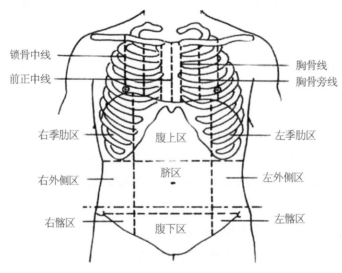

图5-7 胸腹部分区

1. 按胸胁

（1）胸胁分区及所候：胸胁即前胸和侧胸部的统称。前胸部即缺盆（锁骨上窝）至横膈以上。侧胸部又称胁肋部或胁部，即胸部两侧，由腋下至十一、十二肋骨端的区域。胸胁按诊除可排除局部皮肤、经络、骨骼病变外，主要是用以诊察心、肺、肝、胆、乳房等脏器组织的病变。

（2）胸胁按诊方法

1）胸部按诊：胸部按诊患者多采取坐位，若不能坐，可先仰卧位诊察前胸，然后侧卧位诊察侧胸及背部。方法多采用触法、摸法和指指叩击法，采取指指叩击法叩击时，左手中指应沿肋间隙滑行（与肋骨平行），右手指力应适中。应由上而下按前胸、侧胸和背部进行，并应注意两侧对称部位的比较。以了解心、肺、虚里及腔内（胸膜）等的病变情况。

2）乳房按诊：乳房按诊若发现内有肿块时，应注意肿块的数目、部位、大小、外形、硬度、压痛和活动度，以及腋窝、锁骨下淋巴结的情况。鉴别乳癖、乳核、乳痨、乳癌、乳疬等疾病（见图5-8、图5-9）。

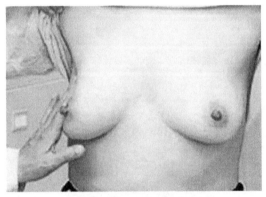

图5-8　乳房按诊（1）

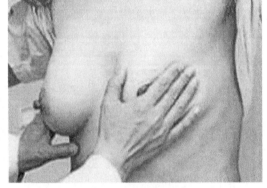

图5-9　乳房按诊（2）

3）虚里按诊：诊虚里时，一般患者采取坐位和仰卧位，医生位于患者右侧，用右手全掌或指腹平抚于虚里部，并调节压力。按诊内容包括有无搏动、搏动部位及范围、搏动强度和节律、频率、聚散等，以了解宗气之强弱、疾病之虚实、预后之吉凶，尤其当危急病证寸口脉不明显时，诊虚里更具重要的诊断价值（见图5-10）。

4）胁部按诊：按胁部常采取仰卧位或侧卧位，除在胸侧腋下至肋弓部位进行按、

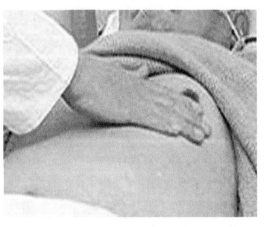

图5-10　虚里按诊

叩外，还应从上腹部中线向两侧肋弓方向轻循，并按至肋弓下，以了解胁内如肝、胆、脾等脏器状况。

2. 按脘腹

（1）脘腹分区及所候：脘腹各部位的划分膈以下统称腹部，大体分为心下、胃脘、大腹、小腹、少腹等部分。剑突的下方，称为心下；心下的上腹部，称胃脘部；脐以上的部位，称大腹；有称脐周部位为脐腹者；脐以下至耻骨上缘，称小腹；小腹的两侧，称少腹。通过触按、叩击胃脘部及腹部，了解其凉热、软硬、胀满、肿块、压痛以及脏器大小等情况，以诊断肝、胆、脾、胃、肾、小肠、大肠、膀胱、胞宫及其附件组织的病证。

（2）脘腹按诊方法：诊区目标确定后再考虑按诊应采取的体位和方法，通常采用仰卧位或侧卧位。取坐位时，医生应在患者右侧，左手稍扶患者肩背部，右手第二、三、四、五指自然并拢，用指腹或示指桡侧按腹；取仰卧位时，患者两腿稍屈曲，以免局部肌肉紧张，医生应在患者右侧，右手第二、三、四、五指自然并拢，用指腹或示指桡侧按寻。无论采取何种体位，按时皆从脐水平线处开始逐渐移向上腹部剑突下方，如果有明显痞块，应从健康部位逐渐移向病变部位。按时应由浅入深，由轻而重，指力适中。边按边询问，边观察患者表情。注意了解局部手感情况，有无胀满、痞块、软硬程度，以及有无压痛、压痛程度等。

1）肝脏按诊：患者宜取仰卧位，两腿屈起，医生位于患者右侧，以左手掌及四指置于患者右腰部并向上托，大拇指固定于右肋下缘，以右手平放于脐部右侧，用并拢的四指尖部或示指桡侧对着肋缘，并压向深部，在患者吸气时，右手手指稍向肋缘方向推进，但勿随腹壁抬起，如此逐渐向肋缘按摸（见图5-11）。

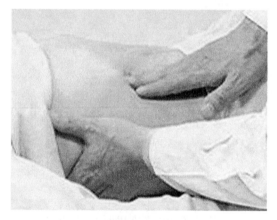

图5-11 胁部按诊

2）脾脏按诊：患者可采取仰卧或右侧卧位，两腿稍屈曲，医生以左手掌置于患者左胸外侧第7～10肋处，固定胸廓，右手平放于腹部，与肋弓成垂直方向，以稍弯曲的手指末端轻压向腹深部，并随患者腹式呼吸运动逐渐由下向上接近左肋弓，以寻摸有无肿大。

3）肾脏按诊：一般采取仰卧位，必要时亦可采取立位。诊右肾时，医生在患者右侧，右手放在右季肋部，以微曲的指端置于肋缘下方，左手平放于右后腰部肾区，随患者呼吸将右手逐渐压向腹深部，同时以左手将后腹壁推向前方，前后两手相互配合寻按肾脏。诊左肾时，医生位于患者左侧，两手相对地更换位置，如上法进行寻按。当触及肾脏肿大时，有的可以在肾区（肋脊角处）出现不同程度的叩击痛。

4）脘腹部相关按诊方法：通过触按患者腹部，感受腹壁柔软、紧张程度，及是否喜按，检测腹壁紧张度以了解脏腑的虚实。

针对腹满者，通过对脘腹部按压，感受手下是否有充实感、弹性、压痛，从而鉴别实满和虚满。鉴别鼓胀类别时，医生两手分置于腹部两侧相对位置，一手轻轻叩拍腹壁，另一手则有波动感，按之如囊裹水者，为水鼓；一手轻轻叩拍腹壁，另一手无波动感，以手叩击如击鼓之膨膨然者，为气鼓。

针对腹部肿块者，按诊时要注意肿块的部位、形态、大小、硬度、有无压痛和能否移动等情况。凡肿块推之不移，肿块痛有定处者，为癥积，病属血分；肿块推之可移，或痛无定处，聚散不定者，为瘕聚，病属气分。排空尿后小腹肿物不消，若系妇女停经后者，多为怀孕而胀大的胞宫。

若腹部压痛明显，提示腹腔内的脏器有损害。若按之局部有压痛，若突然移去手指，腹部疼痛加剧，即"反跳痛"，多见于右少腹作痛而拒按，提示肠痈等疾病。

3. 按肌肤　按肌肤时，可根据病变部位不同，选择适宜体位，以充分暴露按诊部位为原则，医生位于患者右侧，右手手指自然并拢，掌面平贴诊部肌肤之上轻轻滑动，以诊肌肤的寒热、润燥、滑涩，有无皮疹、结节、肿胀、疼痛等。

若患者有疼痛时，医生应在局部进行轻重不同程度的按压，以找准疼痛的部位、范围、程度和性质。若发现有结节时，应对结节进一步按诊，可用右手拇指与示指寻其结节边缘及根部，以确定结节的大小、形态、软硬程度、活动情况等。若诊察有肿胀时，医生应用右手拇指或示指在肿胀部位进行按压，以掌握肿胀的范围、性质等（见图5-12）。

疮疡按诊，医生可将两手拇指和示指自然伸出，其余三指自然屈曲，用两示指寻按疮疡根底及周围肿胀状况，未破溃的疮疡，可用两手示指对应夹按，或用一示指轻按疮疡顶部，另一示指置于疮疡旁侧，诊其软坚，有无波动感，以了解成脓的程度。

诊尺肤即通过触摸患者肘部内侧至掌后横纹处之间的肌肤，以了解疾病虚实寒热性质的诊察方法。诊尺肤可采取坐位或仰卧位。诊左尺肤时，医生用右手握住患者上臂近肘处，左手握住患者手掌，同时向桡侧转辗前臂，使前臂内侧面向上平放，尺肤部充分暴露，医生用指腹或手掌平贴尺肤处并上下滑动来感觉尺肤的寒热、滑涩缓急（紧张度）；诊右尺肤时，医生操作手法同上，左、右手置换位置，方向相反。诊尺肤应注意左、右尺肤的对比。根据尺肤部缓急、滑涩、寒热的情况，来判断疾病

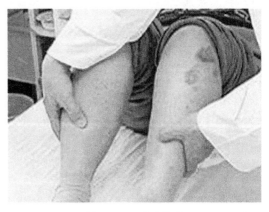

图5-12　肿胀按诊

的性质(见图5-13)。

4. 按手足 按诊时患者可取坐位或卧位(仰、侧皆可),充分暴露手足。医生可单手抚摸,亦可用双手分别抚握患者双手足,并作左右比较,也可对手足心与手足背寒热进行比较。按诊的重点在手足心寒热的程度,通过触摸患者手足部位的冷热程度,以判断病情的寒热虚实及表里内外顺逆(见图5-14、图5-15)。

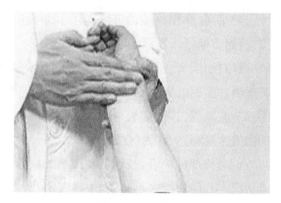

图5-13 诊尺肤

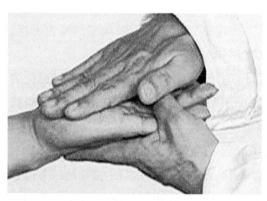

图5-14 按手心

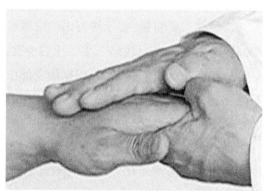

图5-15 按手背

5. 按腧穴 按腧穴可据按诊需要,取坐位或卧(仰卧、俯卧、侧卧)位,关键在于找准腧穴。医生用单手或双手的示指或拇指按压腧穴,若有结节或条索状物时,手指应在穴位处滑动按寻,进一步了解指下物的形态、大小、软硬程度、活动情况等。按腧穴要注意发现穴位上是否有结节或条索状物,有无压痛或其他敏感反应,结合望、闻、问诊所得资料综合分析判断疾病。

二、示教

(一)示范

学生观看按诊的示范光盘,进行模拟训练,带教老师与学生配合,进行按诊的规范示教,其中可加入错误示范,错误示范可为现有教学视频,也可由带教老师自行模拟示范,之后由学生指出错误之处,提出正确的方法或纠错的方法。

(二)示教内容

1. 按诊基本手法训练 分别进行触、摸、按、叩四种手法的基本操作练习,为分部位练习打好基础。

2. 不同部位按诊手法训练　分别进行按胸胁、按脘腹、按肌肤、按手足、按腧穴的具体手法训练,要求根据按诊的目的和准备检查的部位不同,采取不同的体位和手法,并观察患者反应,综合手下质感及声音等信息,从而推断疾病的性质。

三、案例训练

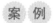 案 例

范某,男,1979年2月23日初诊。主诉:腹部胀满,伴有腹水3个月余。现病史:患者1971年体检发现黄疸型肝炎,当时黄疸指数160 μmol,谷丙转氨酶1 475 u/L,四肢无力,余无自觉症状。经用西药治疗1个多月,谷丙转氨酶下降为400 u/L,黄疸指数为60 μmol,连续服药2日,诸症消失,停止治疗。至1978年10月又出现四肢无力,同时腹胀,饮食减少,至1978年12月5日腹胀加重,行走困难,同时感冒发烧,体温39.5℃,住院1周体温下降后,因腹胀严重,检查有轻度腹水,转某省级医院住院35日,确诊为肝硬化合并腹水,因治疗效果不明显而特来求诊。望面色白,语声稍低弱,舌质淡,舌体肥大,苔白腻,脉弦滑。

思考题:
根据患者主诉及现病史,还需采取哪些按诊检查,具体应当如何操作?
答案:
就患者的主诉和现病史内容,可基本判定是肝硬化腹水,属于中医"鼓胀"范畴,还需对肝、脾肿大及鼓胀等情况进行按诊具体检查。

对肝脏按诊,患者宜取仰卧位,两腿屈起,医生位于患者右侧,以左手掌及四指置于患者右腰部并向上托,大拇指固定于右肋下缘,以右手平放于脐部右侧,用并拢的四指尖部或示指桡侧对着肋缘,并压向深部,在患者吸气时,右手手指稍向肋缘方向推进,但勿随腹壁抬起,如此逐渐向肋缘按摸,从而确定肝下缘下移的程度。

对脾脏按诊,患者可采取仰卧或右侧卧位,两腿稍屈曲,医生以左手掌置于患者左胸外侧第7~10肋处,固定胸廓,右手平放于腹部,与肋弓成垂直方向,以稍弯曲的手指末端轻压向腹深部,并随患者腹式呼吸运动逐渐由下向上接近左肋弓,以寻摸肿大的程度。

鉴别鼓胀类别时,医生两手分置于腹部两侧相对位置,一手轻轻叩拍腹壁,另一手则有波动感,按之如囊裹水者,为水鼓;一手轻轻叩拍腹壁,另一手无波动感,以手叩击如击鼓之膨膨然者,为气鼓。该患者属于腹水,手下应该是有波动感的,并结合叩诊有移动性浊音,可确诊是水鼓。

按:此案例中患者于8年前患病毒性肝炎,经过治疗好转,后又反复,病情发展而转

化为肝硬化合并腹水,属中医学的鼓胀病。患者腹部胀满,饮食减少,体倦乏力,肢体浮肿,肝脾肿大、质硬,舌淡,舌体肥大,舌苔白腻,脉弦滑,可知本病的基本病理是肝脾失调,脾虚湿阻,肝气郁滞。治疗宜调和肝脾,目前以脾虚湿阻为主,治法为健脾疏肝、通阳利水、活血化瘀。

【实训小结】

(1)注意按诊时按照手法要求进行规范化操作。

(2)要注意正确按诊手法的训练,在教师指导下,同学相互按诊,互相纠正。

(3)按诊时聚精会神,注意调息,保持环境安静,部分手法要求配合患者的呼吸进行相关操作。

(4)分部位具体手法训练时,要求根据按诊目的和部位的不同,选取不同体位和手法,同时密切观察患者反应,仔细体会手下质感及声音。

按诊对临床某些疾病的诊断具有非常重要的意义,需要在临床上认真实践,用心体会,掌握按诊正确的操作手法,为今后临床诊断打下坚实的基础。

【参考文献】

王海军,李郑生,万新兰.李振华教授治疗鼓胀的经验[J].中医学报,2013,28(187):1808-1809.

下篇

中医诊法量化检测
技术的应用

中医学长期以来重视对宏观机能的观察，缺少对微观结构和代谢方面的研究，而"详于气化，略于形迹"。中医学要发展，要同现代科学的发展方向接轨，就必须引进实验手段。利用既定性又定量的现代化方法和手段，以弥补临床观察及直觉领悟的不足，增强其科学性与说服力。

中医诊法是中医诊察疾病的方法，主要有望、闻、问、切四诊。随着临床医学的迅速发展，要求临床辨证的指标逐步规范、客观、定性和量化，而经验的体察和文字的描述，往往不能达到上述要求，不利于对照、分析和统计。20世纪70年代起，许多学者从中医、中西医结合、生物医学工程、计算机信息技术等不同角度对四诊量化采集方法进行了研究，取得了重要科研成果，如脉图的采集与分析、舌图像的采集条件与方法等及相关的舌诊仪、脉诊仪等中医诊断设备已逐步应用于临床和教学。

本篇将一些结论明确、肯定，方法简易、可行的中医四诊量化采集技术和四诊仪器，选入实训指导中，供师生实训使用。通过实训，让学生学习中医诊法客观化采集与分析的方法，同时运用中医诊断仪器，检测各种生理信息，并分析在各种刺激因素变换的条件下所发生的变化，探讨其形成原理和临床意义。此外，学习运用现代技术方法研究舌诊、脉诊等中医诊法形成原理的实验，观察其内在的微细结构和功能变化，对了解各种临床征象的形成原理有一定帮助，为深入进行机制探讨提供方法和思路。也可使学生在实训过程中学到一些中医诊断信息化研究的基本方法和思路，为今后的科研工作打下良好的基础。

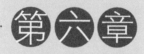

第六章
望诊实验

实验一　面诊图像采集与分析

【概述】

　　望诊包括神、色、形、态几个方面,望色是望诊的重要内容之一。以面色为例,根据中医五行学说中的五脏配五色的理论,观察面部青、赤、黄、白、黑五种色泽的变化对脏腑病证的诊断有极其重要的价值。中医理论认为面部以五官为主划分不同区域,不同区域分别与体内不同的脏腑相关,揭示了它们的生理与病理状态。因此,面部各部位色泽的信息,为诊断体内脏腑病变的定位与定性提供了部分依据。为了消除因视觉差异及临床经验不同造成的视觉误差,克服凭肉眼只能粗略地定性分析,近年来开展了面诊客观化的研究。

【实验目的】

　　(1)掌握面诊图像采集的操作规范、面诊图像的计算机处理与分析。

　　(2)熟悉面诊图像的分析方法。

　　(3)了解面诊图采集与分析的相关注意事项。

【实验原理】

面色诊法早在《内经》时代就已确立："色为气血所荣,面为气之所凑,气血变幻,色即应之,色之最贵莫显于面,故望诊首察色,察色必重于面也。"在临床中可根据面部颜色和光泽的变化,分析判断疾病的性质、部位、邪正盛衰及其预后转归。根据中医五脏配五色的理论,观察面部青、赤、黄、白、黑五种色泽的变化对脏腑病证的诊断有极其重要的价值。

【实验器材】

(1)实验仪器:面诊仪1部,计算机1台。

(2)实验材料:图像处理分析软件。

【实验内容】

(1)面诊图像采集的操作规范。

(2)面诊图像的计算机处理。

(3)面诊图像具体分析方法。

【实验方法和步骤】

启动计算机、数码相机程序及暗箱光源。嘱被测者取坐位,面对暗箱的光亮处,将下颌放于固定框上,表情要自然放松。如有刘海,需将头发向头顶固定;如佩戴眼镜,需要将眼镜摘下。由医生通过计算机控制照相机,拍摄被测者的面诊图像。

应用面诊图像计算机处理软件对面诊图像进行处理与分析,突出需要分析对象的特征。面图像采集、处理与分析的具体操作方法如下。

(1)采集面诊图像后进入界面,如图6-1。

数据录入与采集可以在线直接控制相机在暗箱中对图像的采集过程,完成相机的连接、拍摄、自动绑定照片和保存的设置。

患者编号为必填项,每次用户添加新患者系统将自动生成一个唯一的患者编号,生成规则为YYYYMMDDNNNN(4位年+2位月份+2位日期+4位流水号),用户可以自己修改患者ID,但系统不会检查其唯一性,不唯一的患者ID可能在按ID检索患者信息时使一些患者无法被检索到。

患者信息录入表中身高单位为cm,体重单位为kg,血压单位为mmHg。病史则是记录患者的治疗用药情况。点击"保存",即存入数据库。同样在编辑修改患者信息后也必须点击"保存"按钮,使数据记录到数据库中。

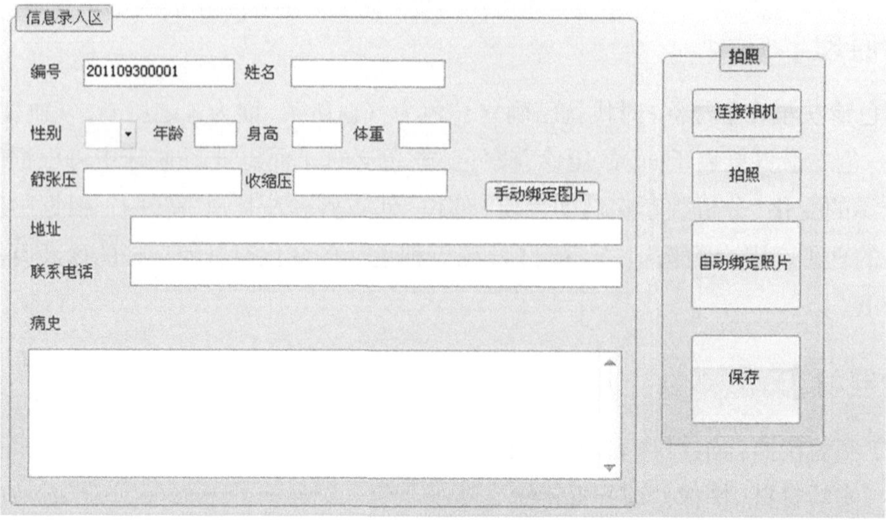

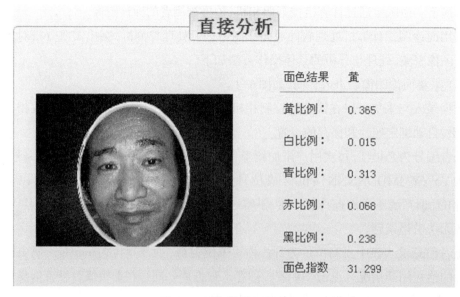

图6-1　采集面诊图像界面

点击"手动绑定图片",选择患者面部图像,点击"保存",浏览并导入患者面部照片。点击"修改"可以将患者的文字信息和照片信息以及保存路径进行修改。再次点击"患者信息录入与采集",系统便自动进行新患者添加。

(2)面诊分析:点击启动界面"面部图像分析",则展开进入"面部分割与颜色分析、口唇分析、面部光泽分析"3个子目录。

1)面部颜色分析:进入面部颜色分析子目录后,添加完要分析的图像后,点击"面色分析",然后就可以得到面部颜色的诊断结果,如图6-2所示。结果给出了其中各种颜色

图6-2　面图像分析界面(1)

的比例: 红色(red),黄色(yellow),白色(white),青色(cyan),黑色(black)的比例。

2) 口唇分析: 进入口唇分析子目录后,添加完要分析的图像后,点击"口唇分析",则可自动得到分析结果,如图6-3所示,显示结果包括口唇H值、口唇S值和口唇I值。

3) 面部光泽分析: 进入面部光泽分析子目录后,添加完要分析的图像后,点击"光泽分析",就可自动获得最终的诊断结果,如图6-4所示,显示结果包括有光泽指数、少光泽

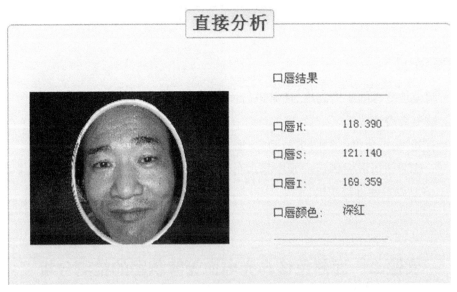

图6-3 面图像分析界面(2)

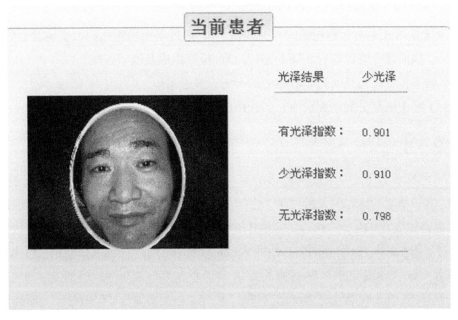

图6-4 面图像分析界面(3)

指数、无光泽指数。

（3）结果与报表：在完成面部图像分析后，点击"诊断报告"图示按钮查看面诊分析结果报表。

【实验结果】

（1）记录分析所得的数据与结果，可打印最终诊断报告。

（2）清点、整理，并归还实验器材。

【注意事项】

（1）调整被测者的座椅高度，使其进行面诊图像采集时体位舒适、放松。

（2）被测者表情放松。

（3）有刘海，需要将头发向头顶固定；佩戴眼镜，需要将眼镜摘下。

（4）面诊图像摄取完毕后应观察摄取的图像是否清晰、完整，如出现模糊、晃动或位置歪斜等情况应重新进行摄取。

实验二　面部色诊与光电血管容积图的检测分析

【实验目的】

在系统学习光电血管容积图的有关知识之后，通过本次操作达到以下实验目的。

（1）掌握面部光电血管容积图的描记过程、检测指标及测量方法。

（2）熟悉正常面色光电血管容积图的形态及其参考值。

（3）了解中医常见病理面色血管容积图的变化。

【实验原理】

（1）"色脉相合"是中医面部色诊的本质所在：限于历史条件，中医学并未提出"血流容积"这一概念，但是在大量关于"色""脉"关系的经典论述中已较为全面地阐释了类似血流容积变化的生理、病理特点，显示出中医诊断学的特色。色，是人体病理生理情况通过心脏、血管、血液等因素在皮肤表面的反映，是通过视觉来诊察的；色诊是通过观察患者皮肤色泽变化来诊察病情的方法。《灵枢·邪气脏腑病形》指出："十二经脉，三百六十五络，其血气皆上于面而走空窍。"由于"心主血脉""其华在面"，面部血脉丰富，为脏腑气血之所荣，故中医望色的重点在面部皮肤。脉，即络脉，指诊察皮肤表面细小血脉,谓之"诊络脉",是运用望诊的方法对于没有脉冲的络脉的形色变化进行诊察。故《素问·经络论篇》强调:"夫络脉之见也,其五色各异,青黄赤白黑不同"。《素问·五脏生成篇》说:"五色微诊,可以目察,能合色脉,可以万全。"对此张景岳解释说:"因脉以知其内,因色以察于外,脉色明则参合无遗,内外明则表里俱见,斯可以全无失矣。"这里所谓"能合脉色",一者指出了"色""脉"对诊断病证的重要性,二者也强调了"色"与"脉"关系密切,不可分离。色与脉均与气血的运行有关,而气血运行又与人体经络密切相关,因此色、脉之间的联系主要建立在经络的气血运行上。色诊,实际上是诊视皮肤络脉色泽变化,而皮肤络脉的流速、流态、容积受到各种内外因素的影响,致使外在的皮肤色泽荣夭亦产生相应的变化。因此,面部色诊在临床上具有察外以知内的实用价值,其根本所在则是"色脉相合"。

(2)皮肤血流状况是肤色变化的关键:现代研究表明,皮肤的血管非常丰富,可以储纳人体血量的1/5。由身体内部分布到皮下组织的血管较粗,而到真皮与皮下组织之间则分支较细,形成网状的血管深丛(即真皮下血管丛)。血管垂直地上行至乳头层与网状层之间,再分枝出细枝,构成皮肤的血管浅丛(即乳头下血管)。有很多毛细血管深入到真皮乳头内,由毛细血管的动脉臂,经过襻顶,转入静脉臂,渐渐融合成小静脉,并与小动脉并行。皮肤的肌肉主要是平滑肌,仅面部有少量表达喜怒哀乐情绪的横纹肌。平滑肌受交感神经的支配,若受到刺激可产生收缩。当炎症、理化刺激等,均可使皮肤血管网中微小血管、毛细血管扩张,血流容积增加而皮肤发红;寒冷、疼痛等刺激可使血管收缩,血流容积减小而使皮肤苍白;若各种病理原因,致使血液流动滞缓,血流容积的变化减小,则皮肤呈紫绀色。此外,皮肤的色泽也与血液中氧合血红蛋白(HbO_2)和还原血红蛋白(Hb)的含量有关,一般真皮浅层毛细血管开放,血流容积增加,血中氧合血红蛋白含量增高,则皮肤色泽红润。由于皮肤毛细血管网的分布和开放数量及血流容积变化,所以反映的皮肤色泽也各异。由于面部毛细血管丰富,故中医色诊主要在面色。我们应用血流容积变化来研究色脉理论,探讨中医面部色诊的客观指标,是符合中医基本理论的。

【实验器材】

(1)实验仪器:面部光电换能传感器1个,活动探头支架1个,PcLab生物机能实验系统1台,电脑1台,弯钳1把,95%的乙醇棉球1瓶,诊断床1张。

(2)实验记录:《中医诊断学实验报告》1份,《面部色诊与光电血管容积图检测记录》1份。

【实验内容】

(1)面部光电血流容积图描记,检测首额、左颊、右颊、鼻尖、下颏五个部位。

（2）测算光电血流容积图生理参数。

（3）分析报告：综合面部光电血管容积图的波形特点、检测能数，结合临床资料，提出《检测报告》。

（4）学生10人一组，其中1人可作为检测对象，受试者取仰卧位，静卧10分钟，四肢放松，乙醇面部消毒，1人负责检测操作。

【实验方法和步骤】

1. 实验准备

（1）检查本次实验所需器材是否齐全。

（2）了解受检者近1周来体温、服药、血压及面部皮肤状况。

（3）填写《检测记录》中受检者一般资料及有关病史。

（4）令受检者休息5分钟，向其说明检测方法，争取合作。

2. 实验操作

（1）中医面部色诊：按照传统中医面部色诊的方法进行观察，并将结果记录于《检测记录》的相关表格之中。

（2）光电血管容积图描记

1）仪器调节：① 将光电传感器的信号输入线与电脑上的生物机能实验系统面板上的第三通道相连，打开电脑主机电源，进入WIN桌面，点击"PcLab"，进入生物机能实验系统界面，此时光电传感器指示灯亮。② 依次点击"设置"—"采样条件设置"—"三通道"（显示CH3），点击"前置放大器压缩比设置"的向上/向下箭头（显示20）。③ 依次点击"实验"—"常用生理学实验"—"动物心电图"（显示心电mv）；点击桌面右侧的滤波常数"上限设置"（按鼠标左键为减少滤波，按右键为增加滤波常数），以10 Hz为宜。④ 点击桌面下方的"曲线横向压缩比设置"，调整参数为10∶1；在桌面最下面的一栏中将"时间常数"调整至1 s，波宽调至1 ms，幅度调至1 v，间隔调至50 ms，脉冲数调至2。至此调节完毕。

2）面部检测：① 被检者仰卧于诊断床上，全身自然放松；检查者用乙醇棉球为被测者面部的首额、左颊、右颊、鼻尖、下颏等检测部位去污脱脂。② 将面部光电换能器置于面部任一检测部位（一般是首额），点击电脑生物机能实验系统桌面的"开始"键，显示器即可见连续的周期性血管容积曲线滚动。记录5～6个稳定的波形曲线后，即按下"停止"键，并另用纸记录显示器上的时间，以备后续分析之用。③ 依次测定首额、左颊、右颊、鼻尖、下颏五个部位的光电曲线变化，重复上述①、②步骤，完成各点的检测，并另用纸记录各点所处时间位置，自定义文件名在电脑中予以保存。

（3）指标测量

1）用自定义文件名打开电脑中保存的检测数据，点击"观察"键，桌面即显示活动曲线的XY虚线轴,将各检测部位的图形浏览一遍,注意图形是否一致,基线是否平稳,标准讯号是否明显,有无交流干扰波形等。将误差、干扰较多的图形"剪辑",将符合要求的图纸按不同的检测部位分段(注意每段图形中至少保留1个明显的标准讯号)。

2)点击"测量"键,调整"条目数"至12,分别测量光电曲线图形的"时间"(即Tab)、"增量"(即Hb),并按"观察"键,调整"条目数"至12,依次测量Tab、Tae、Teg、Hd、He、Hf等参数,并按带教老师示教的方法测量Tw值。

(4)结果分析:波形观察:对首额、左颊、右颊、鼻尖、下颏五个部位的图形分别进行观察判评,并分别填记于《检测记录》的有关专栏之中。

(5)分析报告:综合面部光电血管容积图的波形特点、检测能数,结合临床资料,提出《检测报告》。

1)面部光电血管容积图正常,或基本正常。

2)符合(或基本符合)××面色特征(如面赤、面青等)。

3)具有××特点(如××波形,××指标参数异常),应考虑××(如某病,某证,或某项病理生理变化)。

4)具有××特点,请结合临床分析。

3. 实验结束

(1)退出生物机能实验系统界面,关闭电脑的电源开关。

(2)取下面部光电换能器,妥善保管。

(3)清点、整理,并归还各种实验器材。

(4)完成《检测记录》和《实验报告》。

【注意事项】

(1)注意电气安全,电源电压必须稳定,地线接触良好,如发现仪器外壳带电有麻感,应立即停止操作,向带教老师报告。

(2)部件接插处保持清洁,尤其是信号输入插口处。

(3)室温适宜,室内光线要暗,受检部位和探头加盖黑布,以防杂散光射入。

(4)受检者体位要舒适、自然,休息3～5分钟后进行。

(5)若同一检测部位图形形态差异较大,在参数测量时应取基线平稳的连续3个以上图表,求出参数的均值。

【参考文献】

[1]袁肇凯.中医诊断实验方法学[M].北京:科学出版社,2007.

[2]张伟荣.中医诊断学实验指导[M].上海:上海中医药大学出版社,2005.

［3］张伟荣,陈小野.中医实验学［M］.北京：中国协和医科大学出版社,2003.

实验三　舌诊图像的采集与分析

【概述】

中医理论认为,舌体的大小、厚薄和颜色变化与脏腑有密切的联系。色度学和现代科学技术又为舌象的客观化提供了坚实的理论基础和先进的技术手段。运用现代科技手段,借助仪器观察症状的细微变化,克服了感觉器官的生理局限,减少医生主观诊断的偏差。当前舌象客观化仪器检测多是在有特定光源的封闭式拍摄环境中进行,用数码图像采集设备采集舌诊图像资料,再用图像处理技术对舌象某个特征信息进行分析。舌象客观化仪器的临床应用有助于舌象准确识别及为临床诊断提供客观的参考指标。

【实验目的】

（1）掌握舌诊图采集的操作规范、舌诊图的计算机处理与分析。

（2）熟悉舌诊图像的分析方法。

（3）了解舌诊图采集与分析的相关注意事项。

【实验原理】

中医将舌划分为舌尖、舌中、舌根和舌边四个部分。认为舌尖反映心、肺的病变,舌中反映脾胃的病变,舌根反映肾的病变,舌边反映肝胆的病变。因此,通过对不同舌诊图的采集与分析,可以掌握舌象的变化与人体脏腑功能变化之间的规律。

【实验器材】

（1）实验仪器：数码相机（或专用舌象仪）1部,计算机1台。

（2）实验材料：图像处理分析软件、中医舌诊图检测记录表（表6-1）。

【实验内容】

（1）舌诊图像采集的操作规范。

（2）舌诊图像的计算机处理。

（3）舌诊图像的具体分析方法。

【实验方法和步骤】

（1）启动计算机、数码相机程序及暗箱光源。

（2）嘱被测者取坐位。面对暗箱的光亮处，将下颌放于固定框上，表情自然放松，伸舌时应尽量张口使舌体充分暴露，将舌自然伸出，舌体放松，舌面平展，舌尖略向下。

（3）由医生通过计算机控制照相机，拍摄被测者的舌诊图像。

（4）应用舌诊图像计算机处理软件对舌诊图像进行处理与分割，突出需要分析对象的特征。

（5）舌诊图像处理分割的具体操作方法如下。

1）色彩校正：从舌经过数码相机拍摄后到计算机显示器上显示时，保持色彩的一致性和重复性。

2）舌体分割：将舌体图像从含有面部的图像中分割出来。① 预处理：预处理即除掉面部、唇、咽、牙齿以及衣物等非舌体区域，得到粗略的分割图像，减少不必要区域对舌体分割的干扰。② 舌体分割：若软件分割出来的图形不理想，则可手动将分割出来的图形扩大或缩小，以确保分割出来的图形完全等同于目标的大小。

舌体分割之后，舌图像分析软件进行相应的数据分析，从而得到分析结果。

【实验结果】

（1）记录分析所得的数据与结果，完成中医舌诊图像检测记录表。

（2）清点、整理，并归还实验器材。

【注意事项】

（1）调整被测者的座椅高度，使其进行舌象采集时体位舒适、放松。

（2）被测者伸舌应放松，如伸舌过分用力，舌体紧张、卷曲或伸舌时间过长，都会影响舌的气血运行而引起舌色的改变或干湿变化。

（3）舌诊图像摄取时应嘱被测者保持伸舌姿势 2～3 秒钟，直至拍摄结束，以防止舌诊图像摄取模糊。

（4）舌诊图像摄取完毕后应观察摄取的图像是否清晰、完整，如出现模糊、晃动或位置歪斜等情况应重新进行摄取。

表6-1　中医舌诊图像检测记录表

检测日期：

姓名：　　　　　　　民族：　　　　　　　性别：　　　　　　　年龄：

职业：　　　　　　　婚姻：　　　　　　　电话：

中医舌诊：舌质：

　　　　　舌苔：

有关病史：

舌图采集分析者：

项　　目			人工判读结果	计算机分析结果
舌　质	舌　色			
	舌　形	老　嫩		
		胖　瘦		
		裂　纹		
		齿　痕		
		点　刺		
舌　苔	苔　色			
	苔　质	厚　薄		
		润　燥		
		腻　腐		
		剥　落		

实验四　舌尖微循环观察

【实验目的】

（1）掌握舌尖微循环彩色显微分析仪的使用方法。

（2）熟悉舌尖微循环检测的指标、方法及正常参考值。

（3）了解常见舌质的微循环变化，加深对中医舌象理论的认识。

【实验原理】

舌诊是中医的特色诊法,对临床极具实用价值。舌尖含有丰富的微血管,舌质的变化在微循环中反应灵敏,检测舌尖的微循环,观察其余舌象变化的关系,对临床具有指导意义,是舌诊客观化、微观化研究的重要内容。

【实验器材】

舌尖微循环彩色显微分析仪1台,冷光源1台,载玻片1块,调光玻片1块,擦镜纸1张,舌质望诊、舌尖微循环记录表(见表6-2)各1份。

【实验对象】

正常或病理舌质者2～3名。

【实验内容】

(1)中医舌象特征的观察。

(2)舌尖微循环各指标的检测。

(3)分析舌象(主要是舌质颜色)与舌尖微循环的关系。

【实验准备】

(1)填写表6-2中受检查者的一般资料及有关病史。

(2)了解受检者近1周的体温、服药情况,询问口腔、舌部有无溃疡,女性是否在月经行经期等情况。

(3)记录室温(最好在15～25℃),必要时用半导体点温计测量舌温。

(4)请受检者静坐5～10分钟,向其说明检查方法,消除紧张情绪,争取配合。

【实验方法和步骤】

1. 中医舌诊 按传统舌诊方法进行,并将舌质、舌苔诊断填在附表中。

2. 舌的形态大体观 请受检者面向自然光,正坐口张,自然伸舌,舒展下弯,充分暴露舌体。检查者手持放大镜,依次观察舌尖、舌体、舌侧、舌根、人字界沟、正中沟,重点观察舌尖乳头的分布、颜色、形态,并将所见特征填在附表中。

3. 舌尖微循环观察

(1)电脑桌面上点击舌尖微循环检测程序的快捷方式,运行程序后,输入受检者的相关信息。

（2）开启光源，调节到适当亮度，使光斑照射在舌尖固定架上、调光玻片的标记中心。看到标记中心后，取下调光玻片，插入载玻片。

（3）请受检者面向仪器坐下，下颌自然放在仪器的下颌托上；两唇轻闭，轻轻贴着载玻片，伸出舌尖，使舌尖背部轻触载玻片中央，接触的压力以形成面积约为 $1.5\text{ cm} \times 2.0\text{ cm}$ 大小的平整观察面为度。

（4）先低倍镜下观察微血管清晰度、血管结构等；选择较佳视野，再高倍镜下依次检测乳头数、菌状乳头出现率、过渡性乳头出现率、菌状乳头直径、上皮层厚度、丝状乳头角化层、微血管数、菌状乳头输入支、菌状乳头输出支、菌状乳头细静脉、菌状乳头细动脉等。

（5）检测数据由计算机自动显示，取3次测量值的平均值，点击数据存储与图像存储。

（6）检测完毕，将结果及时填写在表6-2的相应栏目中。

【注意事项】

（1）受检者在检查前1小时内应避免剧烈运动或体力劳动，以免影响实验数据。

（2）对同一受检者的观测记录要连续一次性完成，避免中断，否则应重新观察。

（3）操作仪器时，务必按照规范操作，避免手指直接接触镜头。

表6-2　舌质望诊、舌尖微循环记录表

中医舌象望诊与舌尖微循环检测记录

编号：_____　　姓名：_____　　性别：_____　　民族：_____

婚否：_____　　职业：_____　　单位：_____　　电话：_____

相关病史：_____

中医舌象望诊记录

请在表中符合的项目栏内记"√"	舌质	舌色	淡白	淡红	红	绛	青紫	瘀斑
		舌形	苍老	胖嫩	瘦薄	裂纹	齿痕	点刺
		舌态	痿软	强硬	吐弄	短缩	震颤	歪斜
	舌苔	苔色	白	淡黄	深黄	焦黄	灰	黑
		苔质	厚/薄	润/燥	腐腻	花剥	无苔	无根

舌尖微循环检测记录

指　　　标		参考值	观测结果	积分值
上皮层	乳头数（个/mm²）	2.1～2.7		
	菌状乳头出现率（%）	50.1%±2.8%		
	过渡性乳头出现率（%）	1.0%±0.8%		
	菌状乳头直径（μm）	669%±20%		
	上皮层厚度（μm）	64.5%±20%		
微血管形态	清晰度	清晰		
	血管结构	树状、襻丛状		
	微血管数（根/乳头）	9.2%±20%		
	菌状乳头输入支（μm）	11.5%±20%		
	菌状乳头输出支（μm）	18.5%±20%		
	菌状乳头细静脉（μm）	27.5%±20%		
	菌状乳头细动脉（μm）	7.0%±20%		
	粗细不均	无		
	微血管瘤	无		
血流动态	血色	红或淡红色		
	血流速度（mm/s）	流线、线粒流		
	白微血栓	无		
	红细胞聚集	无		
襻周	渗出	无		
	出血	无		
	分隔	无		

上皮层积分：＿＿＿＿＿＿＿　　　　　　　形态积分：＿＿＿＿＿＿＿

流态积分：＿＿＿＿＿＿＿　　　　　　　　襻周积分：＿＿＿＿＿＿＿

总积分：＿＿＿＿＿＿＿

中医舌诊意见：＿＿＿＿＿＿＿＿＿＿＿＿＿＿＿＿＿＿＿＿＿＿＿＿＿
_____
_____
_____
_____
_____
_____
_____
_____

舌尖微循环提示：＿＿＿＿＿＿＿＿＿＿＿＿＿＿＿＿＿＿＿＿＿＿＿
_____
_____
_____
_____
_____
_____
_____
_____

检测者签名：＿＿＿＿＿＿＿＿＿　　　　检测日期：＿＿＿年＿＿＿月＿＿＿日

实验五 甲襞微循环观察

【概述】

甲诊起源于《内经》：肝之华在爪，爪为筋之余、肝之华、胆之外候。其理论在生理上纳入肝胆系统，爪甲的色泽能反映禀赋中的脏腑形质。《灵枢·论疾诊尺》指出："身痛面色微黄，齿垢黄，爪甲上黄，黄疸也。"

【实验目的】

（1）掌握甲襞微循环观察方法。
（2）熟悉甲襞微循环检测指标及正常参考值。
（3）了解中医常见爪甲的微循环变化。

【实验原理】

中医爪甲望诊属"诊络脉"范畴，而中医"络脉"在人体气血输布、环流的某些功能，实际上起着类似微循环的作用。研究表明，手指甲襞微观改变是中医不同色泽爪甲变化的病理、生理基础。

【实验器材】

每2名学生为一组，所需实验器材如下：XW880型末梢血管观察仪（放大倍数>240倍）1台，计算机分析软件，香柏油1瓶，擦镜纸（每组2张）每人1张，《中医爪甲望诊甲襞微循环检测记录》每人1份，《甲襞微观参数登记表》每人1份。

【实验对象】

同学之间相互检测。

【实验内容】

甲襞微循环观测指标主要包括三个方面内容，即微血管形态、微血管流态、微血管周围状态（襞周）。

【实验准备】

检测前准备。

（1）检查本次实验所需器材是否齐全。

（2）填写《检测记录》中受检者的一般资料及有关病史。

（3）了解受检者近周来体温、服药等情况,手指局部有无外伤（尤其是左手环指）,女性是否月经行经期。

（4）记录室温（宜在15～25℃进行）,必要时可用半导体点温计测量甲襞局部皮肤温度和体温。

（5）令受检者静息5～10分钟,并向其说明检查方法,消除紧张情绪,争取配合。

【实验方法和步骤】

（1）中医爪甲望诊: 按传统中医甲诊方法进行,并将结果填写在《中医爪甲望诊甲襞微循环检测记录》（表6-3）的有关专栏中。

（2）甲襞微循环观测

1）打开电源,令受检者坐位,上肢自然放松,在其左手环指甲襞处涂少量香柏油,并将该手指置于微循环仪载物台的手指固定槽上,注意应与心脏保持在同一水平。

2）调节推移器,使指槽的中心基本对准物镜中心,使光斑刚好照射在所测之甲襞部位。

3）缓慢旋动循环仪粗调手柄,使焦距对准,视野清晰；再适当调节推移器,让甲襞第一排微血管进入观察视野的中央；再略微旋动微调手柄,即可看到清晰的甲襞微观视野。

4）根据实验《甲襞微观参数登记表》（表6-4）中的检测指标依次逐项检测,并将结果及时填记在《登记表》的专用表格内。对其中典型的或疑似视野、图像,可在计算机分析软件中进行显微摄影或录像,报告老师,检测并记录参数,按要求完成实验报告。

（3）检测结束

1）关闭电源,拔下电源插头,将微循环仪盖好。

2）将《中医爪甲望诊甲襞微循环检测记录》和《甲襞微观参数登记表》一并交给老师。

【注意事项】

（1）受检者在检查前1小时内应避免剧烈运动或体力劳动,亦尽量不要洗手,减少局部刺激,以免影响实验数据。

（2）对同一受检者的观测记录要连续一次性完成,避免中断,否则应重新观察。

（3）操作仪器时,务必按照规范操作,操作仪器切忌过猛,避免手指或香柏油直接接触镜头。

表6-3　中医爪甲望诊甲襞微循环检测记录

资料编号：第_____号　　　　检测日期：_____年___月___日

一般资料：姓名：_____　　性别：_____　　年龄：_____岁

民族：_____　　婚姻：_____　　职业：_____

工作或学习单位：_____

有关病史：_____

_____

_____

_____

中医爪甲望诊：在下表中符合的项目栏内记"√"。

爪甲色泽	红　润	淡　白	苍　白	鲜　红	深　红	黄　色	青　黑
爪甲形状	弧　形	反　甲	扁　甲	崎　棱	横　沟	斑　点	瘀　血
爪甲按压	按之色白，放之即红			按之色白，放开不即红			

甲诊意见：_____

甲襞微循环观测：

观测部位：_____手（足）_____指（趾）

观测结果：_____

_____

_____

_____

_____

检测者签名：_____　　　　报告日期：_____年___月___日

表6-4 甲襞微观参数登记表

观 测 内 容			1		2		3		4	
管襞形态	清晰度		清晰	支	模糊	支	消失	支		
	排 列		整齐	视野	紊乱	视野				
	外 形		正常	支	异形	支				
	数 目			支/mm		支/mm		支/mm	平均:	
	长 度			mm/支		mm/支		mm/支	平均:	
	管径	测微尺法 A.		μm/支		μm/支		μm/支	平均:	
		测微尺法 V.		μm/支		μm/支		μm/支	平均:	
		红细胞法 A.		个/支		个/支		个/支	平均:	
		红细胞法 V.		个/支		个/支		个/支	平均:	
	襞顶宽度			mm/支		mm/支		mm/支	平均:	
	静脉丛		未见	视野	轻度	视野	重度	视野		
	管壁张力		正常	支	减弱	支	增强	支		
血流动态	血液流态		线带状	支	泥流状	支	虚线状	支	絮状	支
	襞顶血流		正常	支	膨大	支	瘀血	支		
	流速	秒表法		mm/s		mm/s		mm/s		
		半定量测法	线流 线粒流	支 支	粒线流 粒流	支 支	粒缓流 粒摆流	支 支	停滞 	支 mm/s
	血 色		鲜红	支	暗红	支	淡红	支		
襞周	襞周状况		清晰	支	渗出	支	出血	支		
	乳头状态		正常	个	异常	个				
刺激	冷刺激		阴性	支	阳性	支				
	针刺激		正常	支	异常	支				
功能	运动计数			次/min		次/min		次/min	平均:	
	压力测定			kPa		kPa		kPa	平均:	

实验六　舌苔脱落细胞的检测与分析

【实验目的】

（1）掌握舌苔脱落细胞标本片的制作和染色方法。

（2）理解舌苔脱落细胞染色的原理。

【实验原理】

（1）巴氏染色法：本法主要染料有苏木精、伊红、亮绿和俾士麦棕。舌苔脱落细胞的细胞核酸带负电荷，能结合带强正电荷的碱性染料氧化苏木矾，而呈紫蓝色。染液中的伊红、亮绿为酸性染料，俾士麦棕为盐基性燃料，能与细胞浆中具有相反电荷的蛋白结合，从而染出鲜艳的细胞结构。

（2）瑞氏染色法：瑞氏试剂中的酸性伊红和碱性美兰混合，经化学反应后变为中性的伊红化美蓝，久置氧化而产生天青。此三种染料分别与舌苔脱落细胞胞浆中的NH^3和COO^-等结合，使细胞核和胞质着色。由于各类细胞及细胞中的各种成分的化学性质不同，对于各种染料的亲和力也不一样，因此在染色的同一标本片上，可见到不同的着色。加之缓冲液调节酸碱度，故使细胞受染后颜色适中，显色清晰。

【实验器材】

每4名学生为一组，所需实验器材如下：载玻片每人2片，推玻片每人1片，记号笔1支，玻片架1个，标本片盒1个，吸水纸每人1张，擦镜纸每人1张，机械秒表1块，染色架1个，盖玻片每人2片，染色缸12个，pH试纸每人1条，冲洗水龙头1个，乙醇—乙醚固定液1瓶，巴氏染色液（每套11瓶）1套，中性树胶1瓶，瑞氏染色液（每套2瓶）1套，《中医舌苔脱落细胞检测记录》（表6-5）每人1份。

【实验方法和步骤】

1. 检测准备

（1）检查本次实验所需器材、试剂是否齐全。

（2）填写《中医舌苔脱落细胞检测记录》中受检者的一般资料及有关病史。

（3）了解受检者近1周来进食、服药、吸烟等情况，口腔和舌部有无溃疡，女性是否为月经行经期。

（4）令受检者稍事休息待查，并向其说明检查方法，消除紧张情绪，争取配合。

2. 检测步骤

（1）中医舌诊：按传统中医舌诊方法进行，并将舌质、舌苔的观察结果和舌象诊断填入《中医舌苔脱落细胞检测记录》的专栏中。

（2）舌面酸碱度检测：让受检者正坐张口，将舌自然伸出口外，舌面舒展下弯。检查者手持pH试纸与舌体中部接触，试纸浸湿后取出，待其不再变色后与pH值比色板比较，确定其pH值，填入《中医舌苔脱落细胞检测记录》的专栏内。

（3）舌苔标本片的制作：令受检者张口，自然伸舌，检查者用干净、光洁的推玻片由舌后至舌尖用力均匀地刮取舌苔上乳物，以涂血膜的方法推布于载玻片上（每人制作2张）。待舌苔标本片干燥后用记号笔在标本片头一侧写上受检者姓名或学号。

（4）舌苔标本片的固定：将固定液倒入染色缸中，每人取出1张已经干燥的舌苔标本片插入染色架中（注意已写姓名或学号标记的一侧朝上），置入固定液中并立即以秒表计时，10～15分钟后取出，待其自然干燥后备用。

（5）舌苔标本片的染色

1）巴氏染色：每人取已固定的舌苔标本片插入染色架，将11瓶巴氏染液倒入相应的染色缸中，按以下程序染色。

加水：置蒸馏水中2分钟。染核：置苏木素染液中15分钟，冲洗净。分色：置稀盐酸液中3分钟，彻底水冲。蓝化：置稀碳酸锂溶液中1分钟，水冲净。脱水：置95%乙醇中2分钟。染浆：置EA_{36}染液中5分钟。清洁：置95%乙醇中，连续3杯各1分钟。脱水：置无水乙醇中2分钟。透明：置二甲苯内2分钟。

完成后，将染色架置于通风处吹干，并将染液倒回瓶中。

2）瑞氏染色：每人将尚未固定的舌苔标本片插入染色架，按以下程序染色。

划痕：在舌苔标本片的标本两端用记号笔各划一道痕印，以防染液外溢。

染色：在标本片划痕线内滴加瑞氏染液，完全覆盖标本，稳定2分钟。

缓冲：滴加等量的缓冲液，并轻轻吹气，使与染液均匀混合，稳定8分钟。

冲洗：用自来水平稳冲洗标本片。

待舌苔标本片自然干燥后即可。

（6）舌苔标本片的封片：取出巴氏染色舌苔片，将涂布标本一面朝上，在标本中央加滴中性树胶1滴，将盖玻片轻轻地平放在树胶上，待树胶均匀漫开即可。

3. 检测结果

（1）检查所制标本片上的姓名或学号，如果洗脱或漏写，立即予以补写。

（2）将所制标本片上插入标本片盒内，连同《中医舌苔脱落细胞检测记录》交带教老师暂管。

（3）清点各种实验器材和试剂，交给带教老师。

表 6-5　中医舌苔脱落细胞检测记录

资料编号: 第_____号　　　检测日期: _____年____月____日

一般资料: 姓名: _____　性别: _____　年龄: _____

民族: _____　婚姻: _____　职业: _____

工作或学习单位: _____

有关病史: _____

_____

_____

_____

_____

_____

_____

中医舌诊: 在下表中符合的项目栏内记"√"。

舌质	舌色		淡白	淡红	红舌	绛舌	青紫	瘀斑
	舌形		苍老	胖嫩	瘦薄	裂纹	芒刺	齿痕
	舌态		痿软	强硬	震颤	歪斜	吐弄	短缩
舌苔	苔质		厚/薄	润/燥	腐/腻	剥落	无苔	无根
	苔色		白苔	淡黄	深黄	焦黄	灰苔	黑苔

舌象诊断: 舌质_____　　舌苔_____

舌面酸碱度: pH值_____

检测者签名: _____　　　报告日期: _____年____月____日

表 6-6 舌苔脱落细胞检测参数登记表

检测内容	1	2	3	4	5	6
印片背景	清晰视野	模糊视野	混浊视野			
细胞分布	均匀视野	密集视野	成堆视野			
上皮细胞	完全角化 个	不全角化 个	角化前 个	中层 个	底层 个	总 数 个
变性细胞	肿胀退化 个	固缩退化 个	炎症变性 个	核异质 个	肿瘤细胞 个	总 数 个
血细胞	中性粒 个	淋巴细胞 个	吞噬细胞 个	红细胞 个	其他细胞 个	总 数 个

观测结果分析：_____

_____

_____

_____

_____

_____

_____

_____

_____

_____

_____

_____

_____

报告者签名：_____   报告日期：_____年___月___日

第七章

脉诊实验

实验一　脉象模型手在切脉中的作用

【概述】

在传统的中医脉诊教学过程中，学生往往没有机会体会临床各种各样的脉象，无法获得对脉象特征的直观认识，特别是临床常见的相兼脉等，给中医脉诊教学带来很多不便之处。脉象模拟装置采用先进技术手段，结合中医学、计算机科学、生理学、数学、生物医学工程等多个学科，直观地再现了临床常见脉象和部分相兼脉象的指感特征，为满足学生对于各种脉象指感特征直观体会提供了相应的工具，给学生创造了良好的反复训练的实践机会。

【实验目的】

了解中医脉象模拟装置的使用方法，通过对模拟脉象的反复体会，掌握人体常见脉象指感特征，并熟悉其临床意义。

【实验原理】

脉象模拟仪利用脉象仿生手输出临床脉象的指感特征，学生可以体会脉象，同时显示出脉象对应的脉图特征，解决中医诊脉教学过程中的学习难度大、时间长的问题。通过机械结构以及电路控制模拟出人体的多种脉象,脉象准确、手感真实,并能输出多种相兼脉。新型的中医脉象模拟系统可以配合脉象采集的设备,将远程诊疗、病例还原成为可能,摆脱了传统意义上单机运行的设备概念,真正把中医教学带入了网络时代。

【实验器材】

中医脉象训练与考试系统,或者其他中医脉象模拟装置。

【实验内容】

浮脉类:浮,洪,濡,散,芤,革。

沉脉类:沉,伏,牢。

迟脉类:迟,缓,涩,结。

数脉类:数,促,疾,动。

虚脉类:虚,微,细,代,弱,短。

实脉类:实,滑,紧,长,弦。

相兼脉:浮数脉,细弦脉,弦滑脉,沉迟脉,滑数脉等。

【实验方法和步骤】

(1)打开电源,进入系统。

(2)打开"脉象模拟"页面:点击"开机画面"中的"脉象模拟"按钮,进入"脉象模拟"菜单(见图7-1)。

(3)打开平脉页面,体会平脉脉象指感特征:点击"脉象模拟"页面中的"平脉"按键(见图7-2),直接进入"平脉"模拟状态,并显示"平脉"脉图(见图7-3)。根据脉象指感特征的提示进行平脉指感特征的体会。

(4)打开"常见脉象"页面:点击"脉象模拟"页面中的"常见脉象"按键(见图7-2),进入"常见脉象"页面。

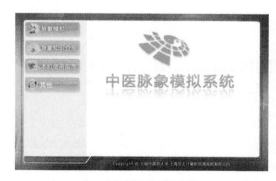

图7-1 脉象模拟界面

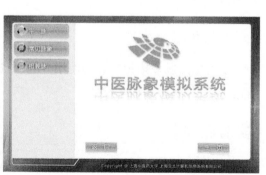

图7-2 脉象模拟菜单

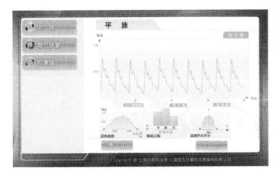

图7-3 脉象图示例（1）

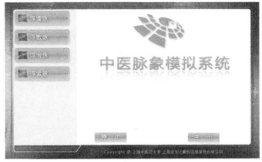

图7-4 脉象图示例（2）

（5）体会浮脉类脉象指感特征：点击"浮脉类"按键，进入"浮脉类"页面（见图7-4），点击"浮脉"体会"浮脉"的指感特征。体会浮脉完毕后，点击返回按钮，返回上一层，依次体会其他浮脉类脉象，如洪脉、濡脉、散脉、芤脉、革脉等浮脉类脉象指感特征。

（6）按照以上操作程序，体会其他脉象指感特征，反复体会，直至完全掌握相关脉象的指感特征。

（7）体会相兼脉象指感特征：点击"脉象模拟"页面中的"相兼脉"后出现"相兼脉"选择界面；点击"浮类脉"，出现各种浮脉类相兼脉象，依次点击并细心体会。按照上述方法体会"沉脉类"和"其他相兼脉象"。

（8）脉象知识介绍：在脉象体会过程中，如果对当前所体会脉象的指感特征不熟悉，或者想了解脉象的一些知识，可以查阅"脉象知识介绍"栏目。

【注意事项】

（1）认真体会，力求掌握每一种常见脉象的指感特征，做到手摸心会，不可浅尝辄止。
（2）注意相似脉象的指感特征之间的鉴别。

【参考文献】

狄九军，陈思，王学民.中医脉象发生仪的研制［J］.生物医学工程与临床，2008，12（6）：503－506.

实验二 脉图描记与分析

【概述】

脉诊即切脉，是用手切按患者桡动脉的"寸口"，根据脉象了解患者所患疾病内在变化的诊断方法。脉诊主要依赖于临床医师的主观判断和个人经验,且受到环境等因素的影响,难以做到客观与规范。为进一步推动中医诊疗技术标准化研究,以中医理论为指导,充分结合现代数字技术,在建立中医脉象规范采集和信息处理方法的基础上,研制出脉象仪,从而为临床诊断提供依据。

【实验目的】

本实验通过运用脉象仪描记桡动脉寸口部的脉图,学习脉象仪的使用方法;了解脉图所反映的脉象信息及其生理、病理意义,初步掌握脉图判读的内容与方法。

【实验原理】

脉象是脉动应指的形象。现代脉诊研究应用脉象仪检测脉图,在模拟手指切脉过程中,由指端压力感受器等感觉装置获取脉搏信息,采用压力感应元件测录压力脉搏波图,进而从中提取脉象信息。脉图描记是脉诊客观化、定量化的一种手段。

【实验器材】

ZM-Ⅰ型脉象仪、心电图机(作记录仪)、诊察床、脉枕。

【实验内容】

(1)描记10个取法压力段的系列脉图,以及最佳取法压力时的脉图和速率图。

(2)测算脉图的生理参数,绘制取法压力-脉幅趋势图,判读脉型。

(3)学生2人一组,其中一人可作为检测对象,受试者取仰卧位,静卧10分钟,四肢放松,被测者的手臂平放,外展30°,直腕仰掌,腕下垫一脉枕,另一人进行诊脉。

【实验方法和步骤】

(1)将脉象换能器与脉象仪的输入插口相连,并按下相应的选择键。脉象仪的输出接线(1 mV插口)分别与心电导联线的黄、黑、红三线相连。连接电源线和地线(图7-5)。

(2)仪器标准状态调节:脉象仪的"脉象倍率"与"速率倍率"置于X1位,"工作-校正"开关置于"工作"位置。心电导联开关置于"-0-"位,心电记录开关置于"-准备-"位。接通电源,预热3分钟。调节心电图机增益,使1 mV定标信号振幅为10 mm。

将脉象仪电源开关置于"ON"位置,调节脉象仪面板上的调零电位器旋钮,使脉象仪的指示表头的指针偏转到50%,相当于取法压力为125 g(指示表头满刻度为250 g,每格为25 g)。将心电导联开关置"Ⅰ导联"位,记录开关置"观察"位。按下脉象仪取法压力定标钮,可见心电记录笔上下跳动;将心电记录开关置"记录"位,应记到振幅为5 mm,

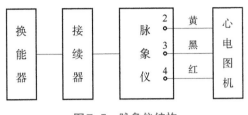

图7-5 脉象仪结构

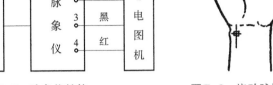

图7-6 桡动脉搏动处

波宽为5 mm的方波(取法压力定标信号振幅固定,波宽随取法压力而变化,在心电图机25 mm/s走纸速度条件下,波宽1 mm相当于取法压力25 g)。此时,整个测试记录系统处于标准状态。调节脉象仪面板上的调零电位器旋钮,使脉象仪的指示表头的指针为零待用。

(3)以学生或患者作检测对象:受试者取仰卧位,静卧10分钟。四肢放松,被测的手臂平放,外展30°,直腕仰掌,腕下垫一脉枕。

(4)换能器探头定位:一般单探头记录取左关部,也可根据需要取其他部位。定位前,先以手指切到寸口部桡动脉搏动最明显的部位,用笔连成一线,再从桡骨茎突作此线的垂线,取交点为关部的中心位置(图7-6)。然后,将换能器的探头对准该处固定绑带。支架应与腕面垂直,绑带的松紧要适宜。定位时,探头应注意尽量避开桡动脉毗邻的肌腱。从确定关部测脉位置到固定换能头的整个过程中,应保持手腕姿势的相对固定,以免探头位移造成记录误差。

(5)记录:捻转换能器的垂直加压旋扭,使探头逐渐触压取脉部位。每加压25 g后,观察脉象仪定位表头的指针或心电记录笔上下摆动的幅度(或用示波器监视脉图波形)。如果在某一个或几个压力段能观察到指针和记录笔的较明显的摆动,说明定位基本准确。随后调节加压旋扭,使取法压力指针退回到25 g;将心电记录开关置于"-观察-"位,待记录笔偏转稳定后,再将开关转切到"-记录-"位,记录3～5个脉搏波,打上压力定标。以后每加压25 g记录3～5个脉搏波,并记下压力定标(图7-7)。10个压力段记录完毕,便组成了系列脉图。另外,再调节到脉图振幅最大的最佳取法压力,连续描记5个脉图,打上压力定标,保持最佳取法压力,将脉象仪检测项目置"-速率-"位,描记5个速率图。

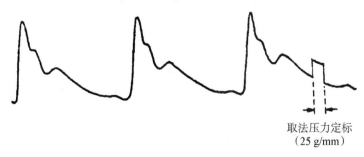

取法压力定标
(25 g/mm)

图7-7 脉搏图

（6）记录完毕后，拆下换能器，注意观察探头压痕是否覆盖关部中心，仪器复原，关闭电源。

（7）测算脉图的生理参数，讨论分析脉象特征。

【实验结果】

（1）按取法压力由小到大的顺序剪贴脉图。

（2）测量最佳脉图的 t_1、t_4、t_5、t、w、h_1、h_3、h_4、h_5 等参数，计算 t_1/t、t_1/t_4、t_4/t、t_5/t、t_5/t_4、w/t、h_3/h_1、h_4/h_1、h_5/h_1 和脉率。

（3）测量系列脉图各压力段的 h_1，绘制取法压力−脉幅趋势图，并分析脉象的浮沉、虚实。

（4）总结判别脉名。

（5）总结脉象仪的操作过程。

（6）分析计算机判读的脉象信息及其生理参数与实验中人工判读脉图的区别，分析误差产生的可能原因。

【注意事项】

（1）记录时，应注意让受试者手臂关节自然放松，避免呼吸对肩、臂的牵动。

（2）捻动换能器加压旋扭时，动作宜轻，避免向下按压和左右摆动。

（3）诊察床不能倚靠和碰撞。

（4）实验环境应保持安静。

【参考文献】

张伟荣.中医诊断学实验指导［M］.上海：上海中医药大学出版社，2005.

实验三　智能化脉象仪的操作与应用

【概述】

近年来，新材料技术及电子计算机技术发展迅猛，与中医诊断学领域的结合，促进了中医脉象信息采集、处理、图像表述和运用等的进展，为脉象仪向自动化和智能化发展以及与临床应用相结合提供了良好的条件。ZM−Ⅲ型智能脉象仪由脉象换能器、脉象预处理单元和计算机信号处理单元等几个部分构成，以脉象特征为入口，进入问、望、闻诊参考的中医辨证系统,通过电脑软件的处理,将脉象信息以图形的型式输出,并得出检测结果和临床提示。

【实验目的】

本实验通过运用智能化脉象仪检测人体脉象,分析了解计算机自动判读的脉象信息及其生理参数与人工判读脉图的区别,初步掌握智能化脉象仪的操作使用方法。

【实验原理】

脉象是脉动应指的形象。现代脉诊研究应用脉象仪检测脉图,在模拟手指切脉过程中,由压力换能器等感觉装置获取脉搏信息,并经过信号放大和A/D转换后,通过计算机软件提取脉象信息,自动判读脉象的各项生理参数。这是脉诊客观化、定量化的一种新手段。

【实验器材】

ZM-Ⅲc型智能脉象仪、电脑、诊察床、脉枕等。

【实验内容】

(1)根据计算机菜单窗口提示的内容检测受试者脉象,并打印结果。

(2)分析计算机自动判读的脉象信息及其生理参数与人工判读脉图的区别,分析误差产生的可能原因。

【实验方法和步骤】

(1)将脉象换能器与脉象仪的输入插口相连,并按下相应的"工作"选择键。脉象仪的输出接线连至计算机的Com1插口,接通电源线。

(2)仪器标准状态调节:调节脉象仪面板上的调零电位器旋钮,使计算机"脉图采集"窗口显示的P(g)值为零待用。

(3)以学生或患者作检测对象:受试者取仰卧位,静卧10分钟。四肢放松,被测的手臂平放,外展30°,直腕仰掌,腕下垫一脉枕。

(4)换能器探头定位:参见第七章实验二类似相关实验操作。

(5)检测:按计算机显示屏的提示检测脉象,检测完毕后,拆下换能器,仪器复原,关闭计算机和电源。

(6)对被试者进行手指切脉,体会计算机判读的脉象的指感特征。

(7)讨论分析计算机自动判读的脉象信息及其生理参数与第七章实验二中人工判读

脉图的区别,分析误差产生的可能原因。

【注意事项】

(1)检测时,应注意让受试者手臂关节自然放松,避免呼吸对肩、臂的牵动。

(2)捻动换能器加压旋扭时,动作宜轻,避免向下按压和左右摆动。

(3)诊察床不能倚靠和碰撞。

(4)实验环境应保持安静。

(5)如果要对测试结果同实验二作比较分析,则必须是同一受试者,且两个实验应连续做。

【参考文献】

[1] 张伟荣,陈小野.中医实验学[M].北京:中国协和医科大学出版社,2003.

[2] 张晓然,李素香,张勤善.脉象仪的发展现状与思考[J].中医研究,2008,21(5):3-6.

第八章
按诊实验

实验一　七种腹诊的诊察方法及诊断标准

【概述】

按诊是切诊的重要组成部分,医生通过用手触摸或按压患者某些部位,以了解局部的异常变化,进而推断疾病部位、性质和病情轻重等情况。按诊的运用可以追溯至《内经》,而对腹诊的详细论述和运用则在汉代张仲景的《伤寒杂病论》中多见。通过腹诊可以对胸腹部的疾患准确定位,并配合望诊、问诊等其他诊察方法,四诊合参,为中医辨证提供客观依据。

【实验目的】

（1）掌握腹诊的手法和诊断标准。

（2）了解腹诊的意义。

【实验内容】

（1）测腹力。

（2）诊胸肋苦满。

（3）诊心下痞硬。

（4）诊振水音。

（5）诊脐周和小腹部压痛点。

（6）诊脐下不仁。

（7）诊脐上悸和脐下悸。

【实验方法和步骤】

做腹诊诊察前令患者仰卧，两腿平伸，两手自然置于两旁，取平静放松的姿势。医生站于患者右侧，首先诊察患者腹部，正常人腹部不凸不凹为"平腹"，腹部高于胸部为"隆起"，腹部明显低于胸廓为"凹陷"。然后按以下次序做腹候诊察。

（1）测腹力

操作方法：医生将手掌手指伸平，整个手掌贴紧患者腹部，从脐水平线开始逐渐移向上腹部剑突下方。按时应由浅入深，由轻而重，指力适中，边按压，边体会腹壁的张力。

（2）诊胸肋苦满：胸肋指肋骨下缘。

操作方法：在乳头与脐的连线与肋弓下缘的支点的正下部位，用示、中、环三指沿胸廓壁向乳头方向推按，又可向下压，并以此点为中心，向左右移位，用同法推按，并注意患者表情。

（3）诊心下痞硬：心下部位是指剑突下到中脘，左右不超过锁骨中线。

操作方法：用示指、中指和环指三指并拢在心下部位先轻后重地按压，边按压边体会有无抵抗感，并注意患者表情。

（4）诊振水音：诊察部位同心下痞硬。

操作方法：用示、中、环三指屈曲呈叩击状，轻轻地叩击胃脘部（心下部位）腹壁，并俯耳细听。

（5）诊脐周和小腹部压痛点：脐周压痛点部位在脐上、脐下、脐左、脐右、脐左斜上、脐左斜下、脐右斜上、脐右斜下各距脐二横指处的部位。小腹部压痛点部位分左、中、右三处。左、右两侧压痛点分别在脐与左或右髂前上棘的连线中点，并以此点为中心，上、下、左、右二横指处均可作为压痛放散部位。中间压痛点在耻骨联合上三横指左右处。

操作方法：在上述各压痛点，用中指由轻到重逐渐向下按压，同时注意手指有无抵抗感，并观察患者表情。

（6）诊脐下不仁：脐下部位指脐下耻骨联合上缘。

操作方法：以脐为界，用手掌按压上下腹部，边按压边比较上下腹部的腹力。或用铅笔或羽毛杆轻划上下腹部的皮肤，边划边注意患者表情。

（7）诊脐上悸和脐下悸：脐上动悸点在脐上 $1 \sim 2$ 横指处，脐下动悸点在脐下 $1 \sim 2$ 横指处。

操作方法：在上述部位用中指向下由轻到重地按压，注意有无搏动应指的感觉。

【实验结果】

（1）腹力：将腹力分为五个等级，即软、偏软、中等、偏实、实。腹力在中医虚实辨证中有重要意义，腹力软的以虚证为多，腹力偏软和中等的以实证为多，腹力偏实和实的以虚实夹杂证为多。

（2）胸肋苦满：胸肋苦满大多出现在右侧，在肝胆病证中最常出现。在肝胆湿热、肝气郁结、胆失疏泄证型中，胸肋苦满程度较强。在其他病证中，如心肺病证、气血病证、脾胃病证，凡病变影响致肝气郁结，肝血瘀阻，均可出现胸肋苦满，但程度均较弱。

（3）心下痞硬：心下即胃脘部，心下痞硬的出现与脾胃病证有密切关系。在湿热中阻、气滞血瘀的病证中可出现较强的心下痞硬。在肝气犯脾、肝气犯胃的证型中，患者往往有时伴有心下痞硬。

（4）胃脘部振水音：与脾胃病证关系较大，常与心下痞硬同时存在，尤其在脾胃虚弱、水湿停滞的证型中常易诊到。振水音的出现与胃动力下降，排空延长有关，其比心下痞硬更易在胃下垂、幽门水肿等病证中出现。

（5）脐周和小腹压痛点：与瘀血证有较大关系，此外与寒、热、湿邪结聚亦有关系，因病邪结聚达到一定程度必然导致气滞血瘀。如压痛点部位与病变部位有联系，则压痛程度往往与病情轻重成正比，且中心压痛点能提示病变部位；如果压痛点与病变部位无联系，则压痛程度一般较轻，且压痛点部位无明显规律。

（6）脐下不仁：脐下不仁多出现于腹力软的患者中，提示虚证，其中属肾虚的占多数。肾病或因其他病证，久病及肾的患者易见此腹候。

（7）脐上悸和脐下悸：与心脾病证关系较大，在阳性患者中证属心神不宁及脾胃虚弱，水饮停留的较多。临床以脐上悸为多见，其次是脐上悸与脐下悸同时存在，脐下悸较少。

【参考文献】

何新慧,孙汉钧,柯雪帆.腹力测定的临床研究[J].上海中医药大学学报,1995,9(1):42-45.

实验二　腹诊仪在腹力测定中的应用

【概述】

徒手测腹力，除了误差较大外，还有学习掌握和推广应用等方面的诸多困难，为使腹诊诊断客观化乃至自动化,研制和应用腹力测定仪是最佳方法。该腹诊仪器将中医腹诊特色与现代科技相结合,能更加客观地反映脘腹部病变,为临床诊断服务。

【实验目的】

(1)掌握腹诊仪的使用方法。

(2)了解腹诊仪的构造和原理。

【实验原理】

腹诊仪采用的测定方法是模拟徒手测腹力的原理,即给腹壁一个压力,使腹壁产生相应的张力或反弹力,仪器探头感受腹壁张力,然后转换成电讯号,再转换成显示力的教据。根据这一基本原理,研制成腹力测定仪。

腹诊仪由腹力测量探头及数据处理器构成,腹力测量探头由腹力测量传感器和腹壁变形测量的位移传感器两部分组成。数据处理器连接上单片机,采样、自动记录教据,计算、判断,最后打印输出结果。

【实验器材】

ZF-Ib型腹诊仪。

【实验内容】

(1)使用腹诊仪测量腹力。

(2)测算腹力数值,结合腹力判定标准进行中医虚实辨证。

【实验方法和步骤】

1.仪器使用方法

(1)开启电源开关,显示屏显示"FL-1"字样(即腹力-1型)。

(2)按下"MON"键,仪器进入键控状态。

(3)手持探头,法兰盘滑至原始位置,并保持探杆空戴垂直向下,按下"调零"功能键,此时显示屏显示变形量和力的零位初始值。然后按下"准备"键,此时初始值自动计入计算机内存。

(4)利用"NEXT"键及数字键输入表头原始数据,如年、月、日、编号、性别(男性为00,女性为01)、年龄等。

(5)按下"采样"键后,即可分别在变形量12 mm、13 mm、14 mm的条件下,分四个部位进行测量采样。在测量过程中,如果发现由于人为等因素干扰(如抖动、体位不当等)

而引起测量错误时,可以按下"消除"键,此时当前采样的数据可自动消除。

（6）上述第（5）项结束后,按下"打印"键,打印机自动打印报告。

（7）如果正机需要清零时,可按下"清零"按钮,执行。

2. 测量部位　由于徒手诊察腹力是感受衡量整个腹壁的张力,而腹壁不同部位的腹壁张力是不同的,一般说胃脘部和腹直肌处张力较高,而脐下和腹直肌外缘处张力较低,因此,用探头分别测取四个部位的数据,这四个部位是：① 胃脘部,取剑突下至脐的连线中点。② 脐左旁开4 cm（腹直肌）处。③ 脐左腹直肌外缘。④ 脐下3 cm处。将四处数据相加,取平均值,即为腹力数据。

3. 探头长度的调整　由于腹壁脂肪对测定的数据有一定的影响,如腹壁脂肪过厚则数据偏小,过薄则数据偏大,因此,对腹壁脂肪过厚和过薄的探头长度适当做些调整。具体见表8-1。

表8-1　不同厚度腹壁脂肪测量的探头长度

	皮下脂肪 3 cm以上	皮下脂肪 0.6 cm以下	皮下脂肪 0.6～3 cm
简易腹力测定仪探头长度	19 mm	17 mm	15 mm
动态腹力测定仪探头长度	12 mm	13 mm	14 mm

【实验结果】

仪器测定腹力得到数据,根据数据来判定腹力的等级,这一数据标准的确定是采用徒手测定与仪器测定反复比较,使经验与客观值逐渐接近、统一,最后将数据做统计学处理,得出五个腹力等级的数据判定标准。

（1）简易腹力测定仪的腹力判定标准：腹力软的数据范围是5～6.99格,腹力偏实的数据范围是7～8.99格,腹力实的数据范围是9格以上。

（2）腹力测定仪的腹力判定标准：

腹力软（符号＝）　　0～150 g

腹力偏软（符号－）　151～250 g

腹力中等（符号0）　251～350 g

腹力偏实（符号＋）　351～450 g

腹力实（符号＊）　　451 g以上

【注意事项】

（1）操作者手持探头手柄部分,务必保持探杆垂直向下压入腹壁,并缓缓平稳加压,速度以慢为宜。

（2）测量探头严禁碰撞，并避免过载，否则将损坏传感器。

（3）仪器开机后，需预热半小时后使用。

【参考文献】

李斌芳,张伟荣,何新慧,等.中医虚实辨证客观化研究之———ZF-Ⅰb型腹诊仪的研制[J].上海生物医学工程,2007,28（1）:60-61,49.

第九章

其他诊法实验

实验一 耳穴的探测与分析

【概述】

耳穴是分布在耳廓皮肤表面的穴位。《灵枢·口问》曰:"耳为宗脉之所聚也。"《厘正按摩要术》曰:"耳珠属肾,耳轮属脾,耳上轮属心,耳皮肉属肺,耳背玉楼属肝。"耳穴是与人体脏腑、经络、组织器官等有联系的特定部位,是耳廓诊断、治疗、预防疾病和保健养生的特定点。耳穴不仅与经络、脏腑的生理活动有关,在病理改变上也是密切相关。研究表明,通过观察耳的形态变化,如结节、凹陷、条索、丘疹、水疱、脱屑,色泽改变,触诊压痛、温度,探测电阻、电位或电容等变化的点,又称"阳性反应点",可用以辅助诊断疾病,推测经络脏腑的病理变化,并且用适当的方法刺激阳性反应点可以防治疾病。耳穴检测对疾病的诊断具有一定的参考意义,因其治病范围广、操作方便,现代研究耳穴特性及临床应用亦很多。

耳穴定位依据"耳穴名称与定位"(GB/T 13734-2008)。耳穴在耳廓的分布有一定规律,好像一个倒置的胎儿,头部朝下,臀部朝上。与头面部相对应的耳穴分布在耳垂和耳垂的邻近,与上肢相对应的耳穴分布在耳舟,与躯干和下肢相对应的耳穴分布在对耳轮和对耳轮上脚、对耳轮下脚,与内脏相对应的耳穴多集中在耳甲艇和耳甲腔,消化道的耳穴环形排列在耳轮脚周围。耳穴共93个,耳穴定位见标准耳穴图(图9-1)。

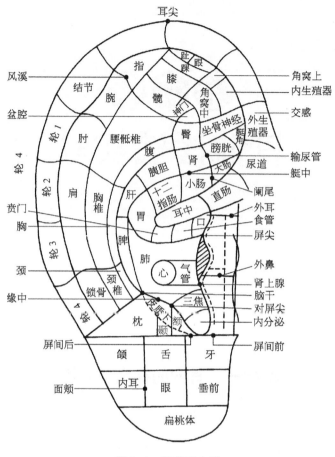

图9-1 标准耳穴图

穴位探测是根据机体在生理和病理不同状况下,经络穴位具有的生物物理特性,如电学特性、热学特性、声学特性等,发展起来的一种客观显示穴位、辅助诊断疾病的检测技术。研究结果表明,经穴具有低电阻、高电位、大电容的电学特性,根据这一特性,研制开发了多种经络穴位探测仪。目前在国内应用比较广泛的是穴位电阻探测仪。

耳穴电特性变化同样能反映人体生理功能和病理变化的特异性。当人体发生病变时,往往会在耳廓一定穴区出现电特性的改变,耳穴探测仪采用现代电子技术,进行数据采集处理,检测耳穴电阻的电特性变化,显示阳性反应点,达到探测信息、辅助诊断疾病的目的。耳穴探测仪的研制及其技术的发展促进了耳诊的数字化、定量化、客观化和标准化,从而提高耳穴辅助诊断的准确性、可靠性和适用性,对发展中医学工程现代化和近代医学诊断智能化,均具有重要的意义和应用价值。

耳廓经络纵横交错是人体经络会合的场所,与全身经络内外相应、上下贯通。当人体发生病变时,往往会在耳廓一定穴区出现电特性改变的阳性反应点。正常人耳廓电阻约为200万Ω,当机体发生病理变化时,在耳廓的相应反应点上,电阻可发生变化,下降至

5～15万Ω,这些低电阻的耳穴,其导电量增高,称为低电阻穴区,即"良导点"。耳穴探测仪就是根据耳穴的导电量的变化,来探查耳穴的。

【实验目的】

（1）学习耳穴电特性的特点和规律。

（2）训练耳穴定位和耳穴探测方法与技术。

（3）掌握耳穴电阻探测辅助诊断技术。

（4）检测健康人两侧同名耳穴电阻。

【实验原理】

（1）在对人体经穴导电性的研究中发现经穴有低电阻、高电位的特性,耳廓皮肤各点的电阻同样不同,一定大小的电流（通常低于100 μA）通过耳穴表面时,有容易通电和不容易通电的区域,即阻抗低而导电量高,或阻抗高而导电量低,提示其阻抗是有差异的,这种差异可以通过被测区与电源之间的电流表示显出来,如果电流表显出的电流量大则该区域为低电阻点,反之,电流量小者为高电阻点,这样就可以反映出耳穴的电学特性。健康人的耳穴电阻值在一段时间内相对稳定,变化不大,若变化过大或超出某一范围,警示或提示相对应的脏腑、组织或器官有疾病的可能性。

（2）生理情况下,左右两侧同名耳穴电阻值理论上在某一范围内波动,保持动态平衡状态;亚健康或病理状态下,左右两侧同名耳穴电阻值偏离生理电阻值范围,表现为失衡状态。

【实验对象】

健康学生。

【实验器材】

XS-100A耳穴探测器、智能化穴位诊断系统（上海中医药大学研制）、国家标准耳穴模型/图、记号笔、生理盐水、75%乙醇、棉签。

【实验内容】

（1）对照耳穴模型/图,学生相互练习耳穴定位,熟悉常用耳穴的正确定位。

（2）熟练XS-100A耳穴探测器操作方法和使用注意事项。

（3）运用XS-100A耳穴探测器探测阳性反应点和最佳治疗点。

（4）运用智能化穴位诊断系统检测两侧同名耳穴,并比较分析检测结果。

【实验方法和步骤】

该实验方法以XS-100A耳穴探测器为例。

（1）耳穴探测体位：患者取正坐或侧卧位。

（2）耳穴消毒：用75%乙醇对耳廓进行常规消毒，并在安静的环境下休息10分钟左右。

（3）探测器调较基准点：将耳穴探测器电源的开关拨至"ON"的状态，探测者左手拇、示两指轻轻捏住被测试者的耳垂或耳轮，右手握探测器，右手拇指和中指一定要接触到探测器两侧的金属片（图9-2），探测金属头垂直朝下压于被测试者的"上耳根穴"，压力与接下来测试的力度保持一致（金属头上有刻度），不宜过轻或过重。探测者用示指从"0"位开始顺时针方向缓慢调节数字轮盘，以黄灯显示变暗，红灯刚刚亮起，这时轮盘的刻度就是被测者的基准点，示指离开转盘（图9-3）。基准点的准确度直接关系到探测结果的准确性，为保障基准点调较准确，可重复调节，直至认为准确为止。

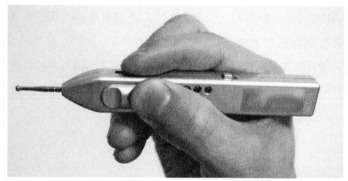

图9-2　握探测器手势

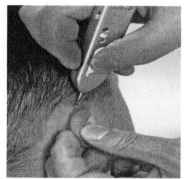

图9-3　测定基准点

（4）耳穴探测流程：基准点调较准确后，将探测金属头移到被测者的耳廓探测，保持探测压力和调校基准点时的压力一致。

探测顺序一：沿着耳廓，自上而下进行探测，按先耳甲腔——耳甲艇——对耳轮——三角窝——耳舟——耳轮——耳垂——耳背的顺序逐点探查，出现阳性反应点时仪器即发出响声，及时记录反应点部位名称。

探测顺序二：可根据被测者主要症状在相应部位重点探查，并记录检测结果。

（5）测试结果：耳穴探测器通过探测灯显示探测结果，绿灯代表阴性，黄灯代表临界，红灯（同时会报警）代表阳性。

（6）检测结果分析：根据耳穴检测结果，结合临床表现了解检测者的健康情况，分析检测结果,提出辅助诊断建议,如亮绿灯时提示该耳穴所对应脏器情况良好,亮黄灯时提示该耳穴所对应脏器情况处于临界状态,亮红灯时提示该耳穴所对应脏器情况有疑问,此点称为阳性反应点,提示被测者应结合临床症状对相应的内脏器官或相应的身体部位做进一步检查。

(7)上述探测的阳性反应点,也是临床进行耳穴治疗的最佳刺激点,在阳性点上做治疗(如针灸、按压、磁珠、激光照射等),能显著提升治疗效果。

(8)关机:使用完毕后将电源开关关掉(将电源开关拨至"OFF"的状态),数字轮盘调到"0"位。

【注意事项】

(1)准确定位耳穴是探测耳穴和耳穴治疗疾病的关键问题。

(2)受试者测试前应安静休息10分钟左右,测试时取卧位或坐位,在测试过程中应保持放松。对耳穴的探测应尽量做到细心准确,以及操作规范化。探测时不宜用力牵扯耳朵,防止耳朵充血,影响探测结果。

(3)被测区域的皮肤可用乙醇棉球或生理盐水棉球擦拭以清除污垢或脱脂。由于机械、温热或化学刺激均可改变皮肤的电学特性,故探试时应轻柔,并需待皮肤外观恢复正常后方可按常规的操作方法和程序进行测试。

(4)注意皮肤角化、损伤、炎症、瘢痕对结果的影响。

(5)测定时各种条件力求一致,如室内温度、湿度在测时相对稳定。

(6)探测金属头对皮肤的压力和测定时间的长短均对测定结果有影响,故应控制好压力和测定时间(如3秒),否则可能出现假反应点。

(7)由于穴位的阻抗或导电量测定值常因所测部位、仪器和实验条件的不同而有很大出入,故皮肤电阻测定均采用比较法,即把穴位与周围非穴位的测值或把两侧同名穴位的测值进行比较,然后评价其差值的意义。关于差值的标准,差值是用绝对数还是用相对数表示,目前尚无统一规定,实验者可根据实验条件或要求自行确定。

【参考文献】

[1]郭义,方剑乔.实验针灸学[M].3版.北京:中国中医药出版社,2012.

[2]朱兵,陈巩荪,许瑞征,等.耳穴的电学特性及其特异性[J].中国针灸,2001,21(12):731-734.

[3]国家中医药管理局.耳穴名称与定位:GB/T 13734-2008[S].北京:中国标准出版社,2008.

实验二　红外热图像的检测与分析

【概述】

医用红外热成像检测是人体功能影像检测技术,通过红外成像仪获得人体体表红外辐射信息,用不同颜色显示不同强度辐射线,通过维恩定律转换成温度,即显示人体体表温度图像的检测技术。体表温度高低与人体气血运行、脏腑代谢、各种病理变化等相关,通过分析人体热图,可推断脏腑寒热虚实等病理改变,辅助中医辨证、评价疗效等。为临床诊断提供客观依据是红外成像检测的主要作用。

【实验目的】

本实验通过运用红外成像检测仪,拍摄人体红外成像图,学习红外成像仪的使用方法;了解热图所反映的脏腑寒热虚实等信息及其生理、病理意义,初步掌握热图判读的内容与方法。

【实验原理】

红外成像检测是在中医基础理论指导下,对红外成像检测的人体红外热图,进行脏腑经络穴位等局部区域温度测量,获得人体热结构信息。它是通过分析人体热结构,比较正常人体热结构特征,判断被检测人局部温度寒热偏离状态,结合临床四诊资料,推断体质、证候或疾病的一种新诊断技术。红外成像检测能获取人体全身寒热信息,是中医望诊从可见光到不可见光领域的延伸,使中医寒热虚实证候更加客观化、数据化、可视化。

【实验器材】

医用红外成像检测设备、脚垫、头发夹子。

【实验内容】

(1)学生男女同学分组,轮流一人可作为设备操作人,每人可接受一次检测;受试者在检测室脱掉衣服10分钟,四肢放松,暴露前后发髻,按照标准体位站在红外镜头前4米处,摆出规定的姿势,由另一位同学操作红外检测仪,拍摄9张热图,并建档保存。

(2)按照标准,采集人体上身前后左右侧位、下身前后左右侧位及头面正面9张红外热图。

(3)测量人体三焦、督任脉、胸膺、虚里、胃脘、左右两胁、大腹、小腹、左右少腹、左右腰、神阙等区域热差值(以上区域平均温度与躯干前后平均温度差)。

（4）调出该同学红外热图，按照测量标准进行测量和记录。

（5）比较健康人群体表热结构，得出"某某区域寒热偏离"的结果。

（6）根据全身热结构分析，推断出被检测人的9种体质或脏腑辨证结论。

【实验方法和步骤】

（1）检查红外检测室的室内温度和湿度（温度22℃ ±2℃，湿度50%～60%）。

（2）打开红外检测设备，开机预热，黑体调标。

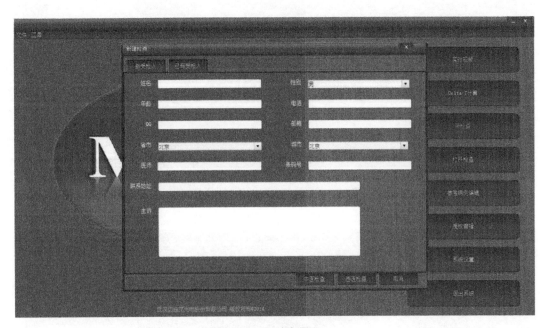

图9-4　信息录入

（3）录入首检人员基本信息（见图9-4）。

（4）打开中医软件，视频下面出现体位提示栏，按照体位提示，分别采集不同体位热图（见图9-5）。

（5）点击抓图按钮，分别拍摄9张红外热图，躯干上身正面、背面、左侧、右侧和躯干下身正面、背面、左侧、右侧及面部共9张图（见图9-6）。

（6）拍摄完成，点击保存图像。

（7）分别点击躯干前、躯干后、左右侧图，将自动测量框安放在被检测人躯干上，注意边界不要超过人的身体（见图9-7）。

（8）再次点击保存。

（9）点击报告（见图9-8）。

（10）弹出选择躯干区域热结构报告，点击页面跳出红外检测报告，报告有三部分，第

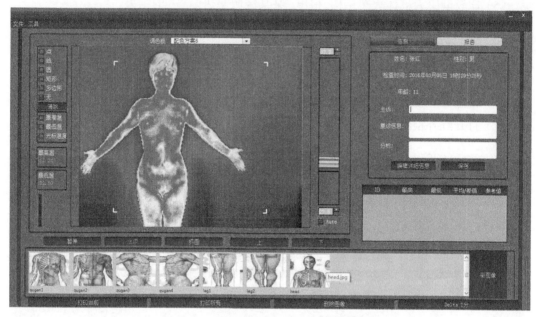

图9-5 对应体位图标,采集不同体位热图

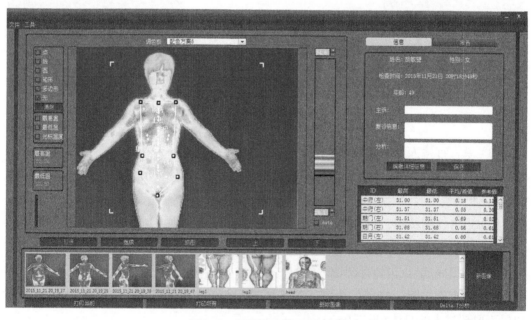

图9-6 不同体位热图的拍摄

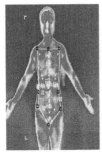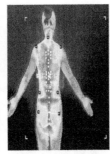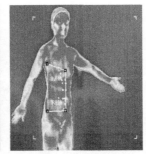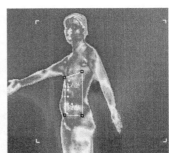

图9-7　躯干自动测量框

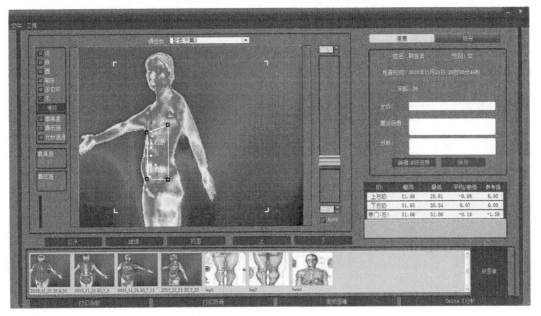

图9-8　报告按钮

一栏为受检人信息,第二栏为热图,第三栏为热结构坐标,包括三焦热结构、督任脉热结构、躯干左右半身热结构、脏腑区域热结构坐标图。虚柱为参考正常值,蓝柱为被检测人热结构(见图9-9)。

(11)如果想继续测量面部五官或脏腑腧穴报告,先用自动测量面部的工具进行测量(见图9-10)。

(12)出面部热结构报告,点击面部五官区域热结构报告(见图9-11)。

(13)跳出面部热结构报告(见图9-12)。

(14)如果对以往的病例进行查找,可点击打开检查,在姓名栏输入受检人的姓名,点击搜索即可(见图9-13)。

(15)如果需要区域热值,可从软件的数据显示栏中查阅(见图9-14)。

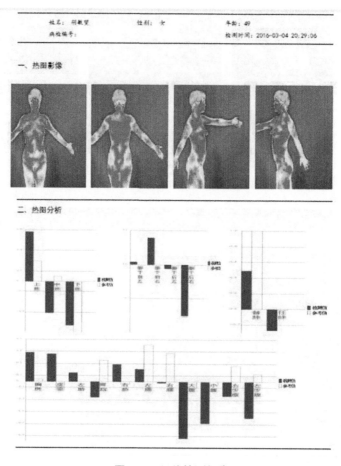

图9-9 红外检测报告

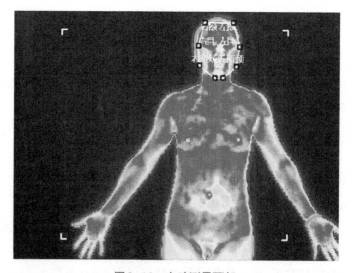

图9-10 自动测量面部

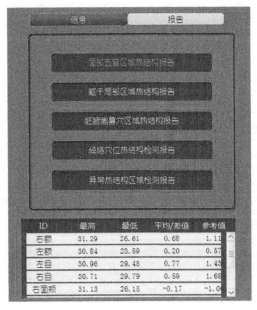

图9-11 面部五官区域热结构报告

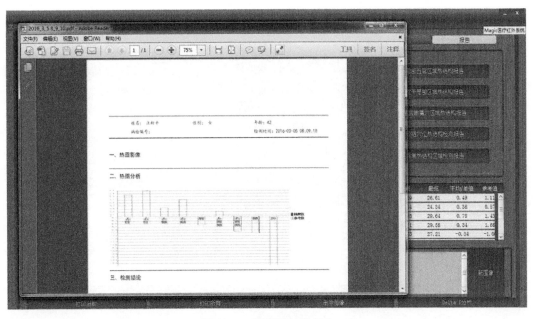

图9-12 面部热结构报告

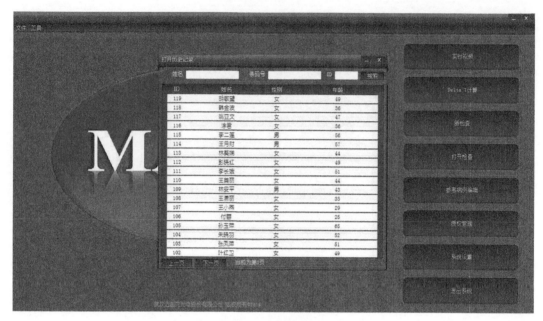

图9-13　病例查找

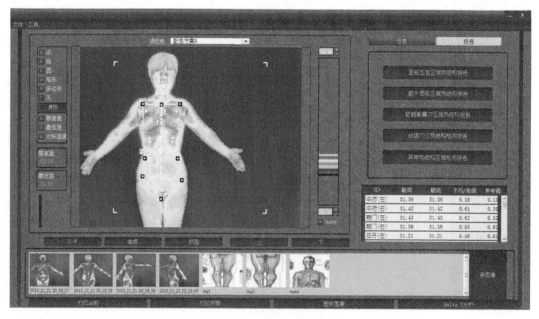

图9-14　区域热值查阅

【实验结果】

（1）测量三焦热结构：上焦（天突到剑突之间的平均温度与躯干平均温度差）、中焦（剑突到肚脐之间的平均温度与躯干平均温度差）、下焦（肚脐到耻骨联合之间的平均温度与躯干平均温度差）。

（2）测量督任脉热结构：督脉（躯干背面脊柱区域平均温度与躯干后平均温度差）、任脉（躯干前面胸腹中线区域平均温度与躯干前平均温度差）。

（3）测量躯干各区域热结构：胸膺、虚里、胃脘、左右两胁、大腹、小腹、左右少腹、左右腰区域（区域划分由计算机完成）。

（4）测量面部五官面颊等热结构：左右额头、左右目、左右面颊、鼻、嘴唇、下颏（区域划分由计算机完成）。

（5）分析自动测量的人体区域热值信息，通过比较正常参数，人工判读受检人区域寒热偏离状态，结合临床四诊得出的证候结论，进行比较。

【注意事项】

（1）拍摄时，受检人要自然放松，体表不能有汗，不能涂抹药物，避免抓挠。

（2）动作姿势要规范。

（3）皮肤上有衣服勒痕的一定等皮肤勒痕消失，再进行采图。

（4）女性避开月经期采图。

（5）室内环境温度和湿度稳定，实验环境应保持安静。

（6）检测前一日，有饮酒、吃辣椒、吃冷饮等要告之检测医生。

【参考文献】

［1］李洪娟.红外成像检测与中医［M］.北京：中医古籍出版社，2015.

［2］中华中医药学会.中医红外热成像技术规范摄像环境［M］.北京：中国中医药出版社，2015.

本书网络版课程网址：http://mor.shutcm.edu.cn:9005/

用户名：lisi　密码：123